小児科漢方 16の処方

kampo
16 prescriptions
for pediatrics

黒木春郎 ◆ (医)嗣業の会 外房こどもクリニック 理事長

中外医学社

生薬の写真は（株）ツムラのご厚意により掲載しました

本書を手に取ってくださる皆様へ

　私たち医師は西洋医学の教育を受け、日々診療に従事しています。一方、西洋医学だけでは対処不可能な疾患も多くあります。そのことを、特に地域におけるプライマリケアを行う医師は痛感していることと思います。

　漢方薬は、東アジア伝統医学の中で熟成されて日本へ伝播した薬剤です。西洋医学だけでは対応改善が難しい疾患や症状に対して、漢方薬が有効であることは日々の実感です。また、漢方薬を西洋医学の処方と併用することで診療の幅は広がり、かつ、患者さんの健康を増進させることが可能です。

　現在の日本の医療で着目すべき素晴らしい点は、西洋医学を学んだ医師が、保険制度の中で伝統医学の薬剤を駆使できることです。その優位点を臨床医が毎日の診療に生かすことが必要であると考えます。

　本書は、そうした漢方薬の使い方を、その背景とともに簡潔に記載したものです。これから漢方薬を使ってみようとする医師の方々の実践に即するように、薬剤別に16の項目を立てて記述しました。また、背景理解のために医学史、診療体系の総論を加え、各論の中にもその診療を支える理念を適宜記載しました。

　多くの皆様の日々の臨床に寄与できれば、誠に幸いです。

　2013年3月

著者

目次

3 本書を手に取ってくださる皆様へ

総論

I 本邦医学小史
- 12 はじめに
- 13 わが国における医学の起こり
- 14 わが国における医学の基礎
- 15 江戸期の医学
- 16 明治維新と漢方医学
- 17 漢方医学の復興
- 18 戦後の漢方医学
- 19 世界的にもまれな日本医療の優位点

II 小児科漢方処方にあたって知っておきたいこと
- 20 **1. はじめに**
- 20 **2. 漢方治療の特徴**
- 20 　漢方薬は生薬の組合せ
- 22 　漢方は「異病同治」
- 23 　漢方は「随証治療」
- 24 　漢方とEBM
- 26 　小児科漢方について

27 **3. 漢方薬の作用**
27 漢方薬は生体反応調節作用を有する
28 免疫調節作用
29 情緒安定作用
29 消化機能改善作用
31 水分調節作用
31 **4. 個別医療としての漢方**

各論：小児科漢方処方 16

36 **No.1 虚弱体質の子ども**
㊾ 小建中湯〔しょうけんちゅうとう〕
37 何となく元気がない子ども
38 小児漢方のエース「小建中湯」

39 **No.2 疲れやすい子ども**
㊶ 補中益気湯〔ほちゅうえっきとう〕
40 子どもも疲れる
40 「補剤」の代表選手、補中益気湯
41 そのほかの臨床効果など

42 **No.3 アトピー性皮膚炎に**
(98) 黄耆建中湯〔おうぎけんちゅうとう〕
43 治療が難しいアトピー性皮膚炎
43 アトピー性皮膚炎へのファーストチョイスは黄耆建中湯
44 そのほかの漢方処方

46	**No.4 感冒　インフルエンザ**
	① 葛根湯〔かっこんとう〕
	㉗ 麻黄湯〔まおうとう〕
47	感冒は、もっとも common な疾患ですが……
47	感冒には『麻黄剤』
49	インフルエンザと『傷寒論』
51	インフルエンザ＝麻黄剤の適応、か？
52	麻黄剤の作用機序とエビデンス
54	インフルエンザ治療のアルゴリズム
57	**No.5「ノドチク」の風邪**
	桔梗石膏〔ききょうせっこう〕
	⑩⑨ 小柴胡湯加桔梗石膏
58	風邪で喉が痛いという訴え
58	「喉イタ喉チク」の風邪に桔梗石膏
59	小柴胡湯加桔梗石膏
60	**No.6 喉の腫れ、ほてりに**
	㉞ 白虎加人参湯〔びゃっこかにんじんとう〕
61	喉が赤く腫れているが、あまり痛がらない
61	ほてりには白虎加人参湯
62	**No.7 水っぽい鼻水、痰に**
	⑲ 小青竜湯〔しょうせいりゅうとう〕
63	水っぽい鼻水、痰には小青竜湯
63	アレルギー性鼻炎にも小青竜湯

65	**No.8 急性熱性疾患の治りかけ**
	⑨ 小柴胡湯〔しょうさいことう〕
	⑩ 柴胡桂枝湯〔さいこけいしとう〕
66	急性期は過ぎたけれど
66	インフルエンザ・感冒の亜急性期には小柴胡湯、柴胡桂枝湯
67	重度心身障害児の反復感染対策に
68	**No.9 風邪をひきやすい子どもに**
	㊀ 小建中湯〔しょうけんちゅうとう〕
69	易感冒とは？
70	風邪をひきやすい体質
71	風邪をひきやすい子どもには小建中湯
72	**No.10 嘔気、嘔吐に**
	⑰ 五苓散〔ごれいさん〕
73	嘔気、嘔吐に効く漢方
73	五苓散の利水作用
74	五苓散とアクアポリン
75	吐き気のある子ども
76	ではどうするか
77	救急外来に五苓散を！
78	**No.11 便秘に**
	⑩ 大建中湯〔だいけんちゅうとう〕
79	意外に見過ごされる子どもの便秘

80	小児の便秘には大建中湯
80	緩下剤とのちがい

No.12 反復感染に
㊽ 十全大補湯〔じゅうぜんたいほとう〕

83	十全大補湯とは
84	小児の反復感染に十全大補湯
85	子どもに同行する母親にも

No.13 胃食道逆流症に
㊸ 六君子湯〔りっくんしとう〕

87	乳児の胃食道逆流症
87	胃食道逆流症には六君子湯
88	六君子湯の由来
88	グレリンと六君子湯
89	重度心身障害児医療と漢方

コラム❶ 特定病因論から複雑系の時代へ

91	特定病因論の時代
92	複雑系の時代
93	漢方は複雑系？

No.14 夜泣き、夜驚症に
㊲ 甘麦大棗湯〔かんばくたいそうとう〕

95	日常生活に役立つ医療
96	夜泣きには甘麦大棗湯
97	甘麦大棗湯とあくび

97	甘麦大棗湯のそのほかの疾患への効果

No.15 夜尿症に
㉞ 白虎加人参湯〔びゃっこかにんじんとう〕

99	
100	お泊り行事を嫌がる子ども
100	漢方なら白虎加人参湯

No.16 子供に同行する母親に(婦人科の三大漢方)
㉓ 当帰芍薬散〔とうきしゃくやくさん〕
㉔ 加味逍遥散〔かみしょうようさん〕
㉕ 桂枝茯苓丸〔けいしぶくりょうがん〕

102	
104	同行する母親自身の訴えにも対応できる小児科医になろう
104	婦人科の三大処方
105	漢方を使うようになると見えてくるもの

コラム❷ 調剤薬局からのヒント

107	
107	飲めなければ始まらない
108	ブームは野菜ジュース？
109	桔梗石膏はガラガラごっくん
109	重複処方に要注意
111	あとがき

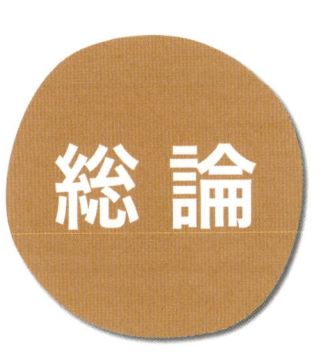

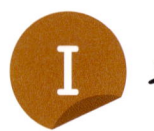 本邦医学小史

●●● **はじめに**

　今日、私たち日本の医師は、通常の薬と漢方薬とを、保険診療で同時に処方することができます。たとえば、インフルエンザの患者さんに、タミフルと麻黄湯を同時に出すことが可能なわけですが、これは世界中でも日本だけのことです。中国においても、西洋医学と、いわゆる中医学の医師免許は別物であり、西洋医学の免許しか持たない医師が中医学を施すことはできない仕組みになっています。

　昨今は、書店で漢方に関する新刊書もしばしば目につくようになり、ちょっとした漢方ブームが起こっているようにも感じます。著者のように、漢方薬の良さを多くの先生方に知ってもらいたいと願っている者にとっては大変嬉しいことなのですが、その背景には、一人の医師が保険でタミフルと麻黄湯を同時に出せる、というわが国の医療の特色があるように思われます。そしてこれは患者さんにとってもメリットの大きい、わが国の医療システムの優れた点なのですが、このような状況は一朝一夕に生み出されたものではありません。

　そこではじめに、このような日本独自の医療状況がどのような経緯をたどって形作られてきたものなのか。そこに、ど

総論 I 本邦医学小史

のような先達の努力があったのか。その視点から、本邦医学の歴史を駆け足で振り返ってみたいと思います。

●●● わが国における医学の起こり

　古来、病を癒し、怪我を治そうとする試みは行われていたものと推察されますが、それらが「医学」としてある程度体系的な形をとってくるのは、文明の起こりと連動していると考えられています。アジアにおいては、医学の起源は中国に求められます。3千年、4千年の歴史を誇るといわれる中国伝統医学ですが、これらは約1800年前に成立したとされる『傷寒論（しょうかんろん）』などにまとめられて今日に伝えられています。

　日本においては、7世紀後半に成立したとされる律令制の下で中国医学が取り入れられたことをもって医学の嚆矢（こうし）とされています。宮内省に置かれた典薬寮（てんやくりょう）が医事を司っており、典薬頭（てんやくのかみ）の下に、医博士（いはかせ）、鍼博士、按摩博士、さらには咒禁博士（じゅごんはかせ）（加持祈祷を担当する）らが任ぜられていました。

　『医心方（いしんぼう）』という、わが国に現存する最古の医学書があります。隋・唐の200部以上の医書を元に編纂され、全30巻になる同書は、鍼博士（医博士、典薬頭ともいわれる）であった丹波康頼（たんばのやすより）が984年に朝廷に献上したとされています。当時の医学を研究するにあたって大変重要な文献であると共に、その巻25では小児科の項目を独立して記載しているこ

とも注目されます。

しかし、この時代に医学の恩恵にあずかることができたのは、都に住む貴族や高僧またはその家族に限られていたであろうことは想像に難くありません。

●●● わが国における医学の基礎

一般の人々も医師による診療を受けられるほどに医学の興隆を見るには、時代を江戸期まで下らなければなりません。その基礎を作ったとも言えるのが、戦国時代の末期から安土桃山時代に活躍した曲直瀬道三（まなせどうさん）(1507-1594) でした。京都に生まれた道三は、下野の足利学校に遊学。彼の地で田代三喜（たしろさんき）(1465-1544) に巡り会います。三喜は明に留学して医学を学んできた人物で、わが国漢方医学の始祖とも言える大家です。三喜に学んだ道三はやがて京都に学舎「啓迪院（けいてきいん）」を開設し、多くの医師を育てました。足利将軍をはじめとする多くの武将の支持を受け、宮廷にも厚遇されて名声を得た道三は、乞われて日本各地に自らの弟子を派遣しました。これによって全国に曲直瀬流医術が広く伝播することになります。

一方で、16〜17世紀には西洋からも医学がもたらされます。長崎出島のオランダ商館に駐在した医師達を通じて伝わったオランダ医学は、解剖学を基礎とする新しいヨーロッパ医学で、現代の西洋医学の源流となるものでした。これは

紅毛医学あるいは蘭方医学と呼ばれますが、この「蘭方」に対するものとして、中国伝来の医学に日本人が付した名称が「漢方」でした。このようにして東洋と西洋から伝来した医学を「漢方」「蘭方」という独自の形で共に取り込んだことが、現代に脈々と続くわが国における医学の礎となったのです。

●●● 江戸期の医学

　前述の曲直瀬流の医学は、陰陽五行説を理論的根拠とするものでした。陰陽五行説とは、自然界の万物は陰と陽にわけられ、五行（木・火・土・金・水）の要素で成り立っていると考えるものです。江戸幕府は朱子学を正学と定めましたが、この朱子学も陰陽五行説によって基礎づけられる儒学の一体系でした。このことから曲直瀬流医学は、ますます力を得て拡がって行くことになります。この学派は、明に学んだ田代三喜が、金・元代の医学を移入したものであることから、後世派と呼ばれます。

　しかしやがて、この観念的な理論を基礎とする立場の弊害を指摘し、後漢末期から三国時代に成立したとされる『傷寒論』や『金匱要略』などの古典に回帰すべきとする医家が現れます。その先駆けとされるのが名古屋玄医（1628-1696）で、後藤艮山（1659-1733）、山脇東洋（1705-1762）、そして吉益東洞（1702-1773）らがこれに続きます。彼らは曲直瀬道三らの後世派に対して、古方派と呼ばれました。

そして、江戸も後期にさしかかった1774年、杉田玄白らが、オランダ語の解剖学書を底本とする『解体新書』を世に送りました。これ以後、幕末に向けて西洋医学への関心が一気に高まっていくこととなります。ここに、東洋医学と西洋医学をそれぞれ独特の形で共に取り入れるという、わが国医学の特徴的な基礎が成立したことは前述の通りです。

●●●● 明治維新と漢方医学

　しかし、明治維新後、わが国の漢方医学は危機に見舞われることになります。明治政府は1874（明治7）年に新たな医制を制定し、西洋7科（理科・化学・解剖・生理・病理・薬剤・内外科）に基づく医術試験、医業開業許可を制度化します。これにより、漢方は正式な医学として認められないこととなってしまったのです。漢方医も立ち上がり、1895（明治28）年には漢医継続願が帝国議会に提出されましたが、僅差で否決されました。ただ、新政府は西洋医学を国策として推し進めたものの、医師免許を取得した者が漢方治療を施すことまでは禁じませんでした。ここに、ひっそりと漢方医学が息づく途が残されることになります。官制医学から排除された漢方医学は、江戸時代から続く漢方家や市中の漢方薬局によって脈々と受け継がれてゆきます。

●●● 漢方医学の復興

　1910（明治43）年、南江堂から1冊の自費出版書籍が発売されました。和田啓十郎(わだけいじゅうろう)（1872-1916）の著した『医界之鉄椎(いかいのてっつい)』です。長野県松本市に生を受けた和田は幼少の頃、西洋医学でどうしても治癒しなかった家族の難病が漢方医の治療によって快癒したことを目前にし、漢方医学を志します。上京して済生学舎(さいせいがくしゃ)（日本医科大学の前身）にて西洋医学を学ぶ一方で、漢方医にも師事して漢方医学を身につけました。その彼が世に問うた『医界之鉄椎』は、西洋医学の短所を鋭く指摘して漢方の有用性を説くもので、明治維新の熱も冷め、文明開化・脱亜入欧といったスローガンに倦み始めた人々の心に届きました。これが漢方医学再評価の端緒となり、昭和の時代に向けて漢方は徐々に息を吹き返して行きます。

　1927（昭和2）年には湯本求眞(ゆもときゅうしん)（1876-1942）が『皇漢医学(こうかんいがく)』を刊行します。『医界之鉄椎』に感激して和田啓十郎に私淑し、漢方研究に邁進することになった湯本は、わが国漢方医学の中興の祖とも言われています。この湯本の弟子にあたるのが、大塚敬節(おおつかよしのり)（1900-1980）です。このほか、奥田謙藏(おくだけんぞう)（1884-1961）、細野史郎(ほそのしろう)（1899-1989）、矢数道明(やかずどうめい)（1905-2002）といった人々が中心となって、漢方医学復興の道を担って行くことになります。こうして、遡ること江戸後期の、「漢方」「蘭方」が共存した空気が戻ってくることになりました。

●●●● **戦後の漢方医学**

　やがて1934（昭和9）年には日本漢方医学会が、敗戦後の1950（昭和25）年には日本東洋医学会が設立されました。発足時に98名であった東洋医学会の会員数はいまや約8700名（2012年3月現在）に上り、数ある医学会の中でも決して小規模なものではなくなりました。これは、戦後における漢方医療の拡がりを象徴するものですが、その大きな要因となったひとつのエポックメイキングな出来事があります。1967（昭和42）年、漢方エキス剤が初めて薬価基準に収載されたのです。

　それまでの時代の漢方は、自由診療による「煎じ薬」の処方が一般的でした。煎じ薬とは、数種類の生薬を刻んだものを混ぜ合わせ、これをお湯で煮出した成分を服用するものです。当然、手間ひまのかかるものになります。一方、今日一般的になっているのは「エキス剤」です。これは、生薬を煮出した液からエキス成分を抽出して乾燥させたもの。手間もかかりませんので、煎じ薬に比べて大変手軽に利用できるようになりました。ちなみに、エキス剤の製造販売をわが国で最初に行ったのは、大阪の小太郎漢方製薬株式会社です。

　そして上記の通り、1967年に、この漢方エキス剤が初めて薬価基準に収載されました。当初はわずか4処方でしたが、1976（昭和51）年には41処方が掲載、その後も増え続け、

今日では約 150 処方にも達しています。

●●●● 世界的にもまれな日本医療の優位点

　西洋医学と東洋医学が共存し、それぞれが補完し合う日本の医療。これは世界的にもまれに見る理想的な医療の姿であり、それはここまでみてきたような歴史を経て、先人たちの努力によって成立したものです。1967 年以降の漢方エキス剤の薬価基準収載に際しては、日本医師会会長を務めた、武見太郎（たけみたろう）（1904-1983）の果たした役割も大きかったといわれています。

　一人の医師が西洋薬と漢方薬とを同時に保険診療で処方できるという利点を生かすために、少しでも多くの先生方に漢方処方を身につけていただきたいと思います。この日本の医療の優位点を、患者さんのために活用していただきたいと心より願うものです。

文献
1) 秋葉哲生. 外来小児科. 2012; 15(3): 297-304.

II 小児科漢方処方にあたって知っておきたいこと

1. はじめに

　さて、Iでは漢方にまつわる歴史について概観しましたので、続いて、小児に漢方薬を処方するにあたって押さえておきたい漢方薬治療に関する知識を、具体的にご紹介して参ります。最初に、漢方薬の特徴、その西洋薬との違いについてお話しをします。次に、漢方薬がどのように生体に作用するのかについて、その大枠を述べます。随時、小児科特有の観点を織り交ぜながらお話しを進めていきます。

2. 漢方治療の特徴

●●●● 漢方薬は生薬の組合せ

　漢方薬の最大の特徴は、複数の「生薬」が組み合わされて「方剤(ほうざい)」となっていることです。たとえば、皆さんおなじみの葛根湯(かっこんとう)という方剤は、葛根(かっこん)・麻黄(まおう)・桂皮(けいひ)・芍薬(しゃくやく)・生姜(しょうきょう)・大棗(たいそう)・甘草(かんぞう)の7つの生薬から作られています。そしてこれらはすべて、自然界から採取されたものを原料としています。

　葛根はクズの根、麻黄はフタマタマオウという植物の茎、桂皮はケイ(シナモン)の皮を原料とします。大棗はナツメ

などの果実から作ります。これらはみな植物ですが、生薬となるのはそればかりではありません。阿膠はロバの皮を水に漬けた液を煮詰めたものですし、石膏などの鉱物も生薬として用いられます。ちなみに日本薬局方において、生薬とは「動植物の薬用とする部分、細胞内容物、分泌物、抽出物又は鉱物など」と定義されています。

多くの西洋薬は人工的に合成された単一成分の薬剤であるのに対し、漢方薬は自然界に存在するものを加工し、これを複雑に組み合わせたものであること。この点が両者の大きな違いです。

そして、現在わが国でエキス剤として用いることのできる方剤は、その基本的な構成が既に古代の中国において完成されていたものがほとんどです。上記の葛根湯も、1800年ほど前に成立したとされる古典、張仲景の『傷寒論』にすでに記載されています。残念ながら、それらの生薬の組合せがどのようにして考案されたのかについては、これを記した文書も発見されていませんので、もはや今となっては知ることができません。無数に考え得る生薬の組み合わせの中から薬効のあらたかな方剤を見出す作業は、想像するだけでも気が遠くなるような思いがします。漢方薬は、まさに中国3千年の歴史に裏づけられた「二度と構築できない人類の知的財産」[1]と言えるでしょう。

●●●● 漢方は「異病同治(いびょうどうち)」

　もう一つ、漢方薬の特徴として押さえておくべきことがあります。それは、方剤の作用は単にそれぞれの生薬の作用を足し合わせたものにはとどまらない、ということです。さまざまな薬効を有する複数の生薬を組み合わせた結果、それぞれが絡み合って複合的な治療効果が生み出されるのです。西洋薬と対比してみると図1のようなイメージになります。各論でより詳しくご紹介しますが、たとえば本節を通して例にとっている葛根湯も、感冒やインフルエンザに用いられるだけではなく、中耳炎や副鼻腔炎、肩こりから蕁麻疹まで、さまざまな疾患に対して有用です。

　これを表すものとして漢方には「異病同治」という言葉があります。異なった病気でも同じ処方を用いることができる、という意味です。したがって、患者さんに複数の病名診断がついた場合、西洋薬ではその数だけ薬を処方しなければならないことになりますが、漢方治療では多くの場合そのような

図1　漢方薬と西洋薬の効果の違い

> 西洋薬：薬剤Aと薬剤Bと薬剤Cの合剤の効果
> 　　➡ A + B + C
> 漢方薬：薬剤Aと薬剤Bと薬剤Cの方剤の効果
> 　　➡ A × B × C

事態を避けることができます。

　さらに、「異病同治」と対になる言葉として「同病異治（どうびょういち）」というものがあります。同じ病名の診断がついた場合でも、人によって異なった薬が処方されることがある、という意味です。各論でより具体的に考えますが、「感冒」のＡさんには葛根湯が有用でも、同じく「感冒」のＢさんにはむしろ葛根湯が禁忌である場合もあります。これは漢方が病名によって処方を決するのではなく、その時々の、その患者の状態、すなわち「証（しょう）」によって治療法を考えるからなのです。

●●● 漢方は「随証治療（ずいしょうちりょう）」

　上に述べた通り、漢方には「証」という考え方があります。西洋医学ではまず病名を診断し、これに対応する薬剤を処方します。しかし、漢方はそのような立場をとりません。患者の証、つまり「目の前の患者の体質、その時の全身状態」を判断してどのような治療を施すかを決めるのが原則です。

　証に随（したが）って治療をすることから、これを随証治療と呼びます。個々の患者の体質と、その時々の病気のステージによって変化する全身の状態、この２つの側面を考えるわけです。したがってこれは、ある特定の患者に固定されたものと考えるのではなく、時の経過に応じ、その患者のその時々の状態によって変化するものであることを意識しておきましょう。

総論 II 小児科漢方処方にあたって知っておきたいこと

しかし、随証治療に精通するのは非常に難しいことです。さまざまな体系があり、それぞれに複雑です。まず、虚（消化機能が不良で筋肉が少なく疲れやすい）と実（消化機能が良好で筋肉も多く元気）、陰（生体反応が不活発で体温も低い）と陽（生体反応が活発で体温が高め）といった程度のイメージはもつようにしましょう。それぞれの方剤の処方に際しての実践的な知識は、各論で具体的にご紹介いたします。

　なお、これは小児科医として日々漢方を用いている著者の実感しているところなのですが、子どもは大人と同じように証をとることは難しい、ということが言えると思います。しかし、元来育ち盛りの子どもは、生命力が旺盛で生体反応も活発な存在であり、上記の分類で申し上げれば、基本的にはみな陽実証（生体反応が活発で元気）です。ただもちろん、子どもでも顔色が悪くてぐったりしている場合には虚・陰と捉えて処方を考えます。

●●●● 漢方とEBM

　ところで、EBM（Evidence Based Medicine）の重要性が喧伝されて久しく、漢方にエビデンスはあるか、という議論も少し前までは盛んでした。ここでこの点について少し触れておきましょう。
　ご案内の通りEBMレベルIとされるのはRCT（Randomized Control Trial: ランダム化比較試験）です。この手法を用い

た報告も 350 件程度がなされており[2)]、漢方の有用性の客観的な評価という側面からも、その努力は多とすべきです。しかしそもそも、漢方は RCT という西洋医学的な体系になじむものなのでしょうか。随証治療を原則とし、異病同治・同病異治の考え方の下、患者個々人のその時々の全身状態に合わせて治療を考慮する漢方は、単一の薬効を検証することを目的として行われる RCT にはそぐわないのではないかというのが著者の率直な感想です。

　そもそも、RCT にとらわれすぎると、RCT の結果がなければその薬は使えないものというイデオロギーに陥りがちです。フローリーとチェインは、フレミングの発見したペニシリンが初めから細菌性肺炎に奏効すると知って臨床に応用したわけではありません。1922 年に世界で初めてインスリンが 1 型糖尿病患者に投与された際も、その段階で厳密なトライアルの結果があろうはずもありません。"in vitro" で確認された作用機序が "in vivo" で有効かどうかは、現場で生かしてみるまではわからないのです。医療において最も重要なのは、臨床現場での経験の集積ではないでしょうか。

　さらに付け加えれば、レベルの位置づけこそ低いものとされていますが、エビデンスとしては「専門家委員会の報告や意見、あるいは権威者の臨床経験」もあげられています。わが国の漢方がベースとしている東アジア伝統医学には、3 千年近く続いてきた歴史があります。この脈々と受け継がれて

きた伝統こそが、なによりのエビデンスであると著者は考えます。

●●●● 小児科漢方について

ここで改めて、小児科の漢方、ということについて考えておきたいと思います。

そもそも、小児医学の起源はいつの時代に求められるのでしょうか。前述したとおり（→ 13 頁）、平安時代に成立したとされるわが国最古の医学書『医心方』には、すでに小児科が登場しています。しかし実際には、明治時代に到るまでのわが国において小児医療の概念はきわめて希薄だったものと思われます。

弘田 長 （ひろた つかさ）が東京帝国大学に小児医学講座を初めて開いたのが 1888（明治 21）年。その後 1896（明治 29）年に日本小児科学会の第 1 回総会が開催されますが、当時の会員数はわずかに 45 名でした。西洋医学においても、小児科学が内科学から独立したのは 19 世紀からとされています。そもそも子どもという概念が西洋で「誕生」したのは 18 世紀です[3]。子どもという概念を土台に小児医学はスタートしたわけですから、その歴史は実はまだまだ新しいものです。

一方、これも前述したとおり、漢方エキス剤が薬価基準に

初めて収載されたのは 1967（昭和 42）年。一人の医師が保険診療で西洋薬と漢方薬の双方を処方できるという世界でもまれに見る状況がわが国で確立したのはつい最近のことです。

こうして見ると、日本の小児科漢方の歴史はまだ始まったばかりです。ぜひご一緒に、新しい小児科漢方の未来を切り拓いて行こうではありませんか。

3. 漢方薬の作用

●●● 漢方薬は生体反応調節作用を有する

続いて、具体的な漢方処方を考える前提として、漢方薬がどのように生体に作用するのかについて概観したいと思います。詳細は各論で改めて述べますので、ここではざっと全体の構造に触れます。

漢方の機能、それは生体の反応を調節することにあります。たとえば、感染症の患者に投与した場合、漢方薬はウイルスや細菌を直接叩くのではなく、宿主側の免疫応答（生体反応）を調節することでこれに作用するのです。

ここではこの漢方の生体反応調節機能を、山口英明先生が提唱されている分類に則り[1]、① 免疫調節作用、② 情緒安定作用、③ 消化機能調節作用、④ 水分調節作用、の 4 つに

分け、それぞれの機能を有する代表的な方剤などについて説明します。

●●●● 免疫調節作用

　すでに本書にも何度か登場している中国伝統医学の古典『傷寒論』ですが、この「傷寒」とは急性熱性疾患の意です。古代中国においても、感染症は医学が最初に取り組まねばならない問題だったのでしょう。

　漢方薬は、ウイルスや細菌に感染した宿主の生体反応、すなわち免疫（炎症作用）を調整する作用を有します。この種類の方剤としてあげられる代表的なものに、有名な葛根湯があります。葛根湯についてはインフルエンザ感染マウスを用いた動物実験が有名です（→ 46 頁）。葛根湯、麻黄湯はインフルエンザなど急性熱性疾患の急性期に適応があります。

　反復性扁桃炎・反復性中耳炎など、反復感染に対して適応があるのが、十全大補湯、補中益気湯などの方剤です。補中益気湯については炎症性サイトカインを調節する機能を有することが報告されています（→ 39 頁）。また、柴胡桂枝湯、柴胡清肝湯なども繰り返す感染に対して有効です。

●●● 情緒安定作用

漢方に用いられる生薬には、情緒安定作用を有すると古くから知られているものが沢山あります。小麦、大棗、柴胡、黄芩、半夏などがそれです。

甘麦大棗湯は夜泣き、夜驚症のファーストチョイスといってもいい方剤です。『傷寒論』から別れたとされる『金匱要略』に記載されており、そこでは女性のいわゆる神経症に適応があるとされています。

夜泣きのような症状は、一般に2歳ぐらいまでには自然治癒すると言われていて、西洋医学には有効な処方はありません。しかし、深夜に泣きやまない子どもに対して思わず手をあげてしまう、とか、両親が睡眠不足に悩まされて夫婦仲が悪くなってしまう、といった日常生活への影響には無視できないものがあります。こうしたちょっとした「困り感」に対応することは、特にプライマリケア医の役割上、重要なことではないでしょうか。

また、抑肝散は、広汎性発達障害に使われる例があります。

●●● 消化機能改善作用

漢方には、脾という言葉があります。消化機能ということ

総論 II 小児科漢方処方にあたって知っておきたいこと

を意味します。漢方には、脾を整える、すなわち胃腸を整えて消化機能を改善することで消化器官とは関係のない疾患も治癒に向かわせる、という考え方があります。

　すなわち、胃腸が整って消化機能が改善すれば、食物からの正常な栄養摂取ができるようになり、それによって全身状態が改善して元気になり、その他の病気も良くなる、そういった好循環を作り出すことを狙うわけです。この考え方は、特に小児に対して有効であると思われます。育ち盛りの子どもたちにとって消化機能が大変重要であることは言うまでもありません。
　消化機能改善作用がある方剤として、まずあげられるのが小建中湯（しょうけんちゅうとう）でしょう。実際に著者のクリニックでもしばしば用いる処方です。普段から食が細くて顔色が青白く、やせている子どもさん。腹直筋がうっすらと縦に割れているタイプ。風邪をひくとすぐ嘔吐しやすい自家中毒タイプ。こういった、いわゆる虚弱体質の子どもさんにぴったりです。

　このほかに代表的なものとして六君子湯（りっくんしとう）があります。消化管の蠕動を促進させる効果があり、吐きやすい子どもさんに有効です。大人でもお腹が張る場合に処方すると、張りがとれて食欲が出ます。この六君子湯については、消化管ホルモンのグレリンを活性化する働きがあることがわかってきています（→86頁）。

● ● ● **水分調節作用**

　水分調節機能への作用も漢方の得意とするところです。代表的な方剤としては五苓散（ごれいさん）があげられます。

　その作用は、水をさばく、と表現することができます。利水作用と言いかえることもできます。西洋医学的な薬剤は利尿作用を有しますが、これと漢方薬の利水作用とは異なります。西洋医学の利尿剤はむくみをとるわけですが、正常な人に作用すると脱水になってしまいます。しかし、五苓散はむくみのない人に処方しても脱水になるようなことはありません。常に生体にとって最適な範囲に水分を調節するのが五苓散の作用です。

　したがって五苓散は、急性胃腸炎の初期に嘔気・嘔吐がある場合に大変有効ですし、また、急性期の脳梗塞・脳出血、慢性硬膜下血腫にも効果があるとされています。そしてその作用機序としては、五苓散は細胞膜にあって水の調節をしているアクアポリンを抑制するという報告があります（→ 74 頁）。

4. 個別医療としての漢方

　張仲景の『傷寒論』は感染症を主に扱った東洋医学の古典ですが、西洋近代医学における感染症研究の始祖といえば、

ロベルト・コッホ（1843-1910）があげられるでしょう。19世紀後半、コッホは炭素菌・結核菌・コレラ菌を次々と発見し、感染症と病原体の関係を明らかにしました。彼の定立したコッホの原則に則って細菌微生物学が目覚ましい発展を遂げ、数多くの感染症に対して抗菌薬による治療が可能となったことはもちろん素晴らしいことです。

しかし、21世紀を生きる私たちを取り巻く状況は、その延長線上ですべての問題が解決するほど単純ではありません。たとえば、日和見感染のように、通常は病原性をもたない微生物が感染症を引き起こす場合もあります。病原性の問題については、その有無ではなく、virulenceが強いか弱いかという視点から捉える必要があります。また、糖尿病や高血圧といった生活習慣病は、ある原因を取り除けば治癒するというものではなく、古典的な西洋医学の概念では説明しきれないものです。

最近は、ヒトゲノム研究の発展に伴って、個々人のDNA情報をベースとした個別医療、オーダーメイド医療といったことも言われるようになってきました。しかし、病名に応じた画一的な治療をするのではなく、証という観点を有し、患者個々のその時々の状態に合わせた処置を施すという意味からすれば、東洋の伝統医学こそ、真の個別医療であると言えるのではないでしょうか。

もちろん、現代日本の医療がベースとしている西洋医学は、今後益々発展していくことでしょうし、われわれも積極的にこれを学び、患者さんの診療に役立てていかなければなりません。しかしそれに止まらず、多くの臨床家の先生方に漢方の知見も取り入れていただき、一人ひとりの患者さんに貢献する医療を心がけて頂ければと切に願います。西洋医学の素養を備えた医師が、同時に保険診療で漢方を処方できるという土壌が、わが国には備えられているのですから。

文献
1) 山口英明．外来小児科．2012；15(3): 305-312.
2) 日本東洋医学会EBM特別委員会エビデンスレポート/診療ガイドライン・タスクフォース．漢方治療エビデンスレポート2010 ─ 345のＲＣＴ─．2010.
3) フィリップ・アリエス／著, 杉山光伸ほか／訳．＜子供＞の誕生．東京：みすず書房；1980.

各論

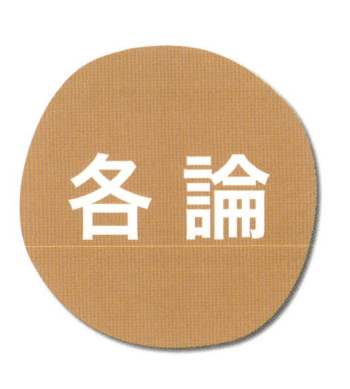

No.1　虚弱体質の子ども

㊾ 小建中湯〔しょうけんちゅうとう〕

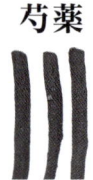

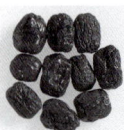

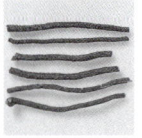

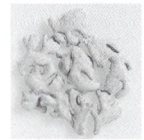

生薬：芍薬、桂皮、大棗、甘草、生姜、膠飴（こうい）

処方例
- 風邪をひくと吐きやすい
- 食が細い
- 身体が細い
- 何となく青白い
- いわゆる自家中毒

このような症状を訴える子どもに

POINT
とても飲みやすいエキス剤なのでお子さんも口にしやすく、効果の得られやすい処方です

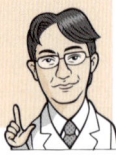

何となく元気がない子ども

　感冒でしばしば来院したり、慢性的な下痢や便秘を心配するお母さんに連れられて来るお子さん。そういった患児の多くは、顔色が青白くて痩せていて、子どもにしては何となく元気がなく、全体として線が細い、そんな外見をしているのではないでしょうか。お腹を診ると薄い脂肪の下に腹直筋が3本はっきりと見える。そんなタイプのいわゆる虚弱体質児です。少し話しを聞いてみると、疲れたり緊張したりといったちょっとしたことをきっかけに、嘔気を催したり、実際に吐いてしまったりすることもあるようです。いわゆる自家中毒（アセトン血性嘔吐症）の子どもです。

　このような子どもの親御さんは当然、ご自分のお子さんがいつも何となく元気がなくて、風邪をひきやすい。胃腸の調子が思わしくなく、しばしば気持ち悪がったり、下痢気味だったりしている。食欲もあまりない。そういったことを気にかけていらっしゃるに違いないのですが、それを理由にわざわざ大病院に行くことはあまりないでしょう。だいたい西洋薬を前提とした場合、吐きやすいとか、下痢気味だとか訴えられても、制吐薬や整腸薬を処方して、水分をよく摂って下さいね、と言ってお帰りいただくぐらいしか手の打ちようがありません。

　しかしそんな、ハッキリとした病名はつけてもらえないけ

れど、わが子が心配だ、というようなケースこそ、プライマリケア医の出番です。そして漢方には、そのような症状に適した方剤が用意されています。

🌱 小児漢方のエース「小建中湯」

　それが小建中湯です。小建中湯は、小児科の漢方では最もよく使われる方剤のひとつで、小児漢方のエース的存在といえるでしょう。小建中湯の「中」は消化器官（中焦(ちゅうしょう)）の意です。小児の消化機能改善に広く用いられてきました。

　腹直筋の張りを抑えて血流を良くする生薬である芍薬に加え、桂皮・生姜が身体を温める作用を及ぼします。さらに大棗・甘草といった生薬が消化機能を整えてくれるのです。これらに加えて膠飴が多く配合されているのですが、これは麦芽糖、すなわち水あめです。このおかげで、小建中湯は漢方薬としては飲みやすく非常に口当たりの良いものとなっていますので、ほとんどのお子さんが抵抗なく飲んでくれることも大きな利点です。胃腸を整える作用をもちますので、下痢でも便秘でもいずれにも処方できます。

No.2 疲れやすい子ども

㊶ 補中益気湯〔ほちゅうえっきとう〕

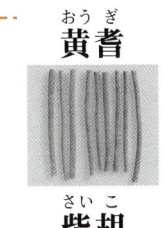

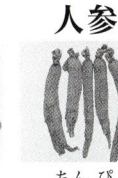

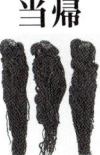

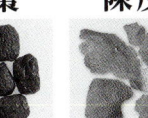

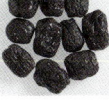

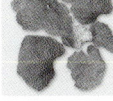

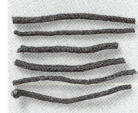

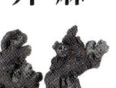

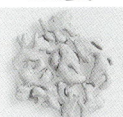

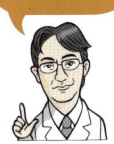

生薬：黄耆（おうぎ）、蒼朮（そうじゅつ）、人参、当帰（とうき）、柴胡（さいこ）、大棗、陳皮（ちんぴ）、甘草、升麻（しょうま）、生姜

処方例
- （マイコプラズマ肺炎などが）治った後も体のだるさを訴える
- 身体が細くて疲れやすいタイプ

そのようなだるさ・疲れを訴える子どもに

POINT 補中益気湯は「補剤（ほざい）」の代表選手です

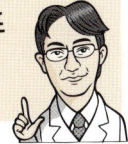

🌱 子どもも疲れる

あるベテランポップス歌手の代表曲中に「疲れを知らない子どものように」という歌詞がありましたが、どうもそれは歌の中だけのお話しのようです。著者のクリニックには「疲れの抜けない子ども」もしばしば来院します。

慢性疾患が根底にあるケース、急性疾患の急性期は過ぎたもののだるさが残るケースなど、さまざまな原因で易疲労感、倦怠感をもち、すぐに横になりたがるような状態の子ども。思春期前後になると、特に器質的障害は認められないのに、朝起きられない、疲れやすい、食欲がないといった症状を訴えて再三受診してくる子どもも増えてきています。

🌱 「補剤」の代表選手、補中益気湯

漢方には補益(ほえき)という治療の概念があります。簡単に言えば、気（生体のエネルギー）を補うという考え方です。このタイプの処方は補剤（補益剤）とよばれ、補中益気湯は、その代表的な方剤です。「医王湯(いおうとう)」という別名ももち、補剤の王者として漢方の世界では広く知られています。

補中益気湯はおよそ800年前の戦国時代の中国で生み出された処方と言われており、戦乱の世に疲弊した兵士たちの疲労回復のために創薬されたそうです。小建中湯の「中」と

同様に、「補中」の「中」は消化管（中焦）を意味するもの。消化管の働きを高め、気を補う、これが補中益気湯の効能です。伝統医学的には高齢者や病後の大人に用いられる処方ですが、疲れを訴える子ども、活動力が低下している子どもにも幅広く処方することができます。

そのほかの臨床効果など

補中益気湯に関してはさまざまな臨床応用例が報告されていますが、なかでもアトピー性皮膚炎との関係が有名です。昭和大学の小児科教授だった故・飯倉洋治先生らが、小児のアトピー性皮膚炎の治療に補中益気湯の内服が有効であることを報告しています[1]。難治のアトピー、なかでも肝機能障害を合併するケースに有効なようです。その作用機序はいまだ完全に明らかになってはいませんが、マウスを用いた実験で、補中益気湯のサイトカイン産生に対する作用を指摘する報告などがなされています[2]。

文献
1) 辻本善樹, 辻芳郎, 飯倉洋治ほか. アレルギー. 1991; 40(8): 1122.
2) 松井健一郎ほか. 日本東洋医学雑誌. 1997; 48(3): 357-367.

No.3　アトピー性皮膚炎に

(98) 黄耆建中湯〔おうぎけんちゅうとう〕

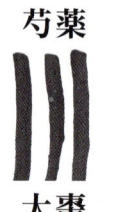

生薬

芍薬

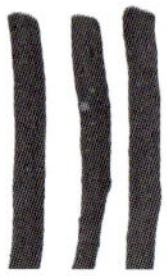

黄耆

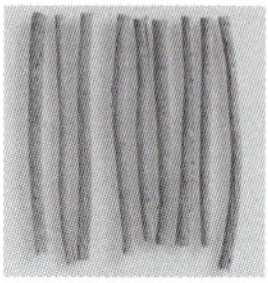

桂皮

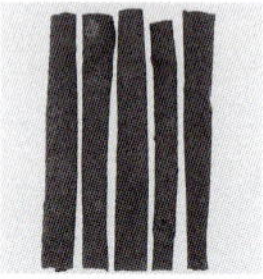

大棗

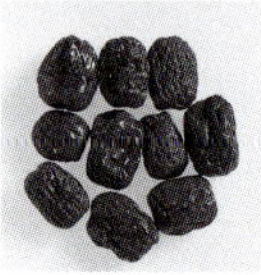

甘草

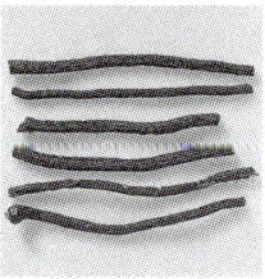

生姜

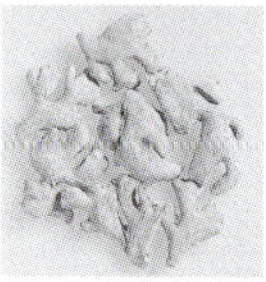

膠飴

処方例

- 乳児早期（0 歳代）の赤いカサカサ肌に

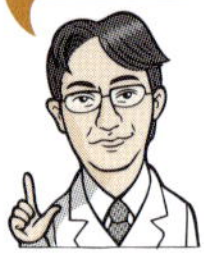

POINT

アトピー性皮膚炎には、軟膏（ベルクミン）や、生薬の入浴剤といった有効な選択肢もあります

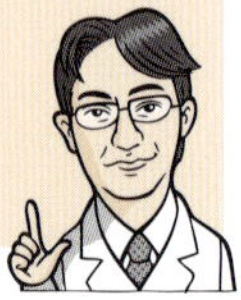

JCOPY 498-06904

治療が難しいアトピー性皮膚炎

　小児科の外来ではアトピー性皮膚炎を診る機会がよくあります。難治症例も多い疾患です。赤ちゃんの皮膚が赤くなりカサカサになってしまうケースがありますが、アトピー性皮膚炎はこの早期乳児の乳児湿疹に始まることが一般的です。しかし、年齢・月齢が小さいと、一度の診察ではアトピー性皮膚炎であるかどうかの診断がつかない場合もあります。

　このようなケースでの基本的な治療法はまず保湿です。保湿剤を用いるほか、西洋薬では弱いステロイドやかゆみ止めの抗ヒスタミン剤で対応することになります。

アトピー性皮膚炎へのファーストチョイスは黄耆建中湯

　このような乳児期早期のアトピー性皮膚炎ないし乳児湿疹に第一選択の漢方は黄耆建中湯です[1]。また、乾燥性湿疹にも有効です。黄耆建中湯は、何より非常に飲みやすい方剤です。膠飴（麦芽糖）が多く配合された小建中湯（→36頁）に、黄耆というマメ科の植物の根からなる生薬（これ自体も甘みのあるものです）を加えたものですから、口当たりがよく、子どもでもまず嫌がることはありません。著者の経験では、乳児期早期であれば、1か月か2か月の間、黄耆建中湯を処方することで、ほとんどの症例が改善します。このように、黄耆を主要な構成要素とした方剤はアトピー性皮膚炎に

一般に用いられるようになってきました。これは、かの大塚敬節に直接師事したことでも有名な山田光胤(てるたね)先生が、桂枝加黄耆湯(おうぎとう)を用いて以来のことです。

そのほかの漢方処方

中黄膏(ちゅうおうこう)（商品名：ベルクミン）という漢方軟膏があります。かの華岡青洲が考案したものといわれ、赤みやほてりをとる効果があります。ステロイド外用薬の副作用を心配する患者さんに処方するとよいでしょう。マイルドなステロイド程度の抗炎症効果を望むことができ大変便利なものですが、一つ注意すべき点があります。この軟膏は黄色くてベタベタしており、洋服につくととれにくいのです。処方する際には患者さんにこの点を注意してあげるとよいでしょう。

また、入浴剤として使用するとアトピー性皮膚炎に有効な生薬もあります。当帰と地黄(じおう)がそれです。今から20年ほど前に、富山医科薬科大学皮膚科学教室の諸橋正昭教授（当時）らが、この2つの生薬を煎じた抽出液を入浴剤として用いる方法を考案しました*。彼らの研究では、これを用いた患者さんの約75％に効果があったとされています。当帰と地黄には、皮脂を合成する作用を促し、皮膚のカサカサを抑える効果があるようです。著者のクリニックでは、薬局に依頼して当帰と地黄をティーバッグのようにしてもらって頒布しています。なお、お風呂に入れてしまうと家族全員が入らな

ければならなくなってしまいますから、それを避けたいご家庭では、ティーバッグを浸けたお湯を患者さんの身体にかけるように指導します。それでも十分に効果が期待できます。

＊外用（入浴剤）は保険収載なし。

　このほかに、前にも触れたように（→39頁）、比較的難治のアトピー性皮膚炎に補中益気湯が効くという報告もあります。また、ここでは詳細には触れませんが、ほっぺたがジクジクしたら治頭瘡一方、ある程度年長の方のアトピー性皮膚炎で、身体がジクジクしてイライラするようなケースには黄連解毒湯。カサカサがひどいようなら四物湯や当帰飲子といったように、アトピー性皮膚炎にはさまざまな漢方が使用できます。西洋薬だけでは立ち往生してしまうような難しい症例でも、漢方薬を幾つか知っていると治療法の幅が広がるのです。

文献
1) 坂口直哉. 外来小児科. 2012; 15(3): 337-341.

No.4 感冒 インフルエンザ

① 葛根湯〔かっこんとう〕

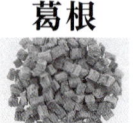

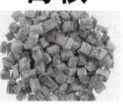

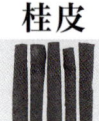

生薬: 葛根、大棗、麻黄、甘草、桂皮、芍薬、生姜

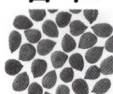

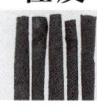

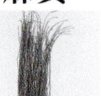

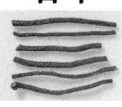

27 麻黄湯〔まおうとう〕

生薬: 杏仁（きょうにん）、麻黄、桂皮（けいひ）、甘草

処方例
- インフルエンザなどの急性熱性疾患の初期
- 比較的元気がある
- 水分がとれる
- 汗がまだ出ていない

そのような場合に短期間処方すると有効です

POINT
- あくまでも初期段階に
- 気持ちが悪くて水分がとれない患者さんには使ってはいけません
- 抗ウィルス剤との併用も可能です
- 葛根湯は首や肩がこるタイプの風邪に処方します。風邪に伴う頭痛の多くは首や肩の筋緊張に由来します

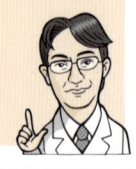

感冒は、もっとも common な疾患ですが……

　小児科の日常診療でもっとも頻繁に遭遇するのが感冒であることは、誰しもが実感していることでしょう。著者のクリニックにも、春夏秋冬、頻度の差こそあれ、「風邪をひいてしまったようなんです」とマスクをしたお子さんを連れて（あるいはご自身もマスクをされて）来院する親御さんが後を絶ちません。

　言うまでもなく、感冒はウイルス性の非特異的上気道感染症です。当然、抗菌薬は効きませんから、その処方は無益です[1]（念のために抗菌薬を使っておくという処方はありえません）。鼻水、咳、発熱に対しての対症療法は可能ですが、治癒は子どもの自然治癒力に頼っています。たしかに、感冒は自然治癒することが多い疾患です。しかし、それでは、有効な治療を求めてわざわざ来院した患者さんにとっては失望だけが残ることになってしまいます。現に米国では、診療所では感冒に対応しないとわかっている多くの患児（の親）たちが市販薬（OTC薬）を求めた結果、これによる不整脈、意識障害などの重篤な副反応が問題となりました。現在では2歳未満児へのOTC薬投与は禁止されています[2]。

感冒には『麻黄剤』

　このように、西洋医学の世界では、充分な治療が施されて

いるとは言い難い感冒ですが、わが国にはこれに対する漢方治療の歴史があります。高名な漢方医で眼科医でもあった、故・藤平健は「風邪の初期に証に合った漢方薬を服用すれば30分以内にほとんどよくなる。」としています[3]。具体的に感冒初期に処方されるのは麻黄剤（麻黄湯、葛根湯など）です。ただ、後により詳しく述べますが、麻黄剤の適応があるのは「熱はあるが比較的元気があって、汗がまだ出ていない状態で水分が摂れる」場合です。「気持ちが悪くて水分が摂れない」患者さんには使ってはいけませんので、その点はご注意ください。麻黄湯と葛根湯の使い分けですが、おおざっぱに言うと、関節痛には麻黄湯、筋肉痛・肩こりには葛根湯、ということになります。また、風邪で頭痛を訴える患者さんもよくみられますが、その場合は肩こりなど筋の緊張からくるものが多くあります。そんなケースでは葛根湯を処方するとよいでしょう（表1）。

麻黄剤のほか、感冒に使用される漢方薬の主要なものを表

表1　感冒・初期の漢方薬による治療

適応	・発汗がない ・熱はあるが、元気よく、水分は摂れる 　　関節痛 ➡ 麻黄湯 　　筋肉痛、肩こり ➡ 葛根湯
注意点	・水分が摂れない、活気がない時には使用しない。 ・発汗があり、解熱すれば役割は果たしたことになる。

表2　小児の感冒によく使われる漢方薬

麻黄湯
葛根湯
小青龍湯
柴胡桂枝湯
白虎加人参湯
桔梗石膏

2にあげます。水様性鼻汁が多いときには小青龍湯、喉が赤く発熱のあるときに白虎加人参湯、いわゆる「ノドチクの風邪」に桔梗石膏などがあります。さらに、急性期を過ぎたら柴胡桂枝湯を考えます。微熱・倦怠感などに有効です。

なお、麻黄剤は、赤ん坊の鼻づまりにも有効です。著者のクリニックでは、生後1か月から使用していますが、何の問題もありません。赤ちゃんがおっぱいを飲むときに苦しそうで、と訴えるお母さんがいたら試してみて下さい。

インフルエンザと『傷寒論』

インフルエンザはその病原体が発見されてから70年以上が経過しました。研究も進み、ワクチン接種は常態化し、抗ウイルス剤も使用可能となっているにもかかわらず、未だに世界中で流行し続けています。

ところで、後漢時代の中国で成立した東アジア伝統医学の古典『傷寒論』は急性熱性疾患についてのガイドラインとも言える存在で、今日もなお漢方診療における座右の書とされています。同書「太陽病編」によると、「傷寒」とは、「風寒表証」「発汗解表」すなわち、「急性熱性疾患で、悪寒があるが、いまだ発汗がなく、関節痛、身体の痛み、喘ぐような呼吸を伴うもの」と定義されています。これはまさしく、インフルエンザの初期症状であり、これに適応するのが、前述の麻黄剤であるとされています。

　ここで、わが国におけるインフルエンザへの漢方薬による治療の記録を見てみましょう。1918（大正7）年、いわゆるスペイン風邪が世界的に大流行しました。これは人類史上初のインフルエンザパンデミックとされていますが、当時日本でも約25万人の死者が出たとされています。このとき漢方医・木村博昭〔（1866-1931）、浅田宗伯（1815-1894）の高弟〕は「（スペイン風邪流行時）……木村医院に来た流感の中で、死亡したものは1人もなかった……これに用いられた漢方は、初期にて、悪寒戦慄のあるものには、葛根湯を温服せしめて発汗させて、邪気を除く……其の後は病歴は多く陽明病に移行するので、主に小柴胡湯の証となり、……初期において高熱を発したものには柴葛解肌湯や大青龍湯にて発汗解熱させ」と記録しています[4]〔板澤正明氏（ポランの内科クリニック）より資料提供〕。また漢方家・森道伯（1867-1931）は、香蘇散加味、小青竜湯合麻杏甘石湯、

升麻葛根湯加味の三方を活用して多くの患者を救ったと記録されています[5]。

この森の記録中に「温服せしめて発汗させて」とあるのですが、まさにこれが麻黄剤の効果です。急性発熱疾患の初期は、汗が出ず何となくだるいといった状態になります。自然治癒の過程では身体が温まって汗が出てくることが必要になってくるのですが、黄麻剤は中から患者の身体を温めて体温を上げることで治癒を促進させるのです。

🌱 インフルエンザ＝麻黄剤の適応、か？

では、インフルエンザと診断されれば、すなわち麻黄剤の適応となるのでしょうか？　答えは、ノーです。

何度か述べているように、麻黄剤の適応は「熱はあるが比較的元気があって、汗がまだ出ていない状態で水分が摂れる」（「傷寒論」にいう「傷寒」）状態です。東洋医学におけるこういった疾患の捉え方は、いわゆる「証」と呼ばれるもので、西洋的な病名とは異なり、一定の状態を評価したものです。麻黄剤はインフルエンザ患者の多くに効果がありますが、抗原診断でインフルエンザとされた人すべてに使えるわけではありません。「熱はあるが比較的元気があって、汗がまだ出ていない状態で水分が摂れる」状態であれば、インフルエンザでも感冒でも適応となります。しかし、元気がなくて水分

図1　漢方薬の適応の考え方

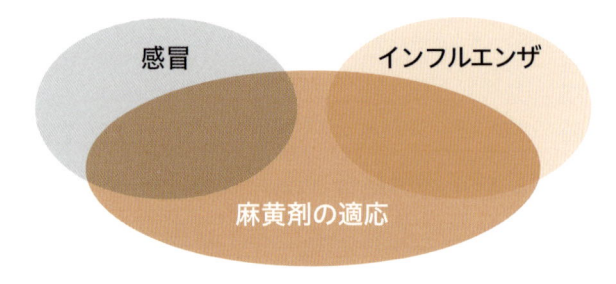

感冒　インフルエンザ

麻黄剤の適応

を摂れない状態の人には使ってはいけないのです（図1）。

麻黄剤の作用機序とエビデンス

　インフルエンザに対する麻黄剤の作用機序については、白木公康（富山大学教授）の研究がよく知られています[3]。この研究で、インフルエンザウイルスに感染させたマウスに葛根湯を投与すると、投与しない群に比べて予後が伸びることが明らかにされました。葛根湯によって、ウイルスによって産生されるサイトカインの調節がされるものと考えられていますが、おもしろいことに、インフルエンザウイルスに感染させていないマウスに葛根湯を投与してもサイトカインの変動は起きません。これは、麻黄剤がウイルスに感染した宿主側の免疫を増強させることで、サイトカイン調節に関与していることの表れと考えられます。

　また、成人インフルエンザにおける麻黄湯とタミフル®との比較検討も行われています[6]。それによると、麻黄湯とタ

ミフル® の解熱効果はほぼ同等で、麻黄湯投与群では四肢痛、頭痛、悪寒、倦怠感が早期に軽快したとの結果が得られています。さらに、2009 H1N1 pdm の成人感染例に対しても、麻黄湯の臨床的検討がなされており、平均解熱時間は 18.5 時間でした。対象例の選択に偏りがある可能性にも言及されていますが、従来の抗ウイルスによる解熱時間よりも短期間であることが示されています[7]。

小児においても、インフルエンザへの麻黄湯の効果をみた報告は増えています。それらによると、麻黄湯と oseltamivir の効果はほぼ同等です[8-14]。図 2 は著者らの自験例です[8]。また、インフルエンザ治療後の体温の変化を詳細に検討した報告もあります。麻黄湯は二峰性発熱例が多くまた全体でみると解熱効果は若干劣るようにも見えることもありますが、個別にみていくと麻黄湯への反応良好な例が数多く存在して

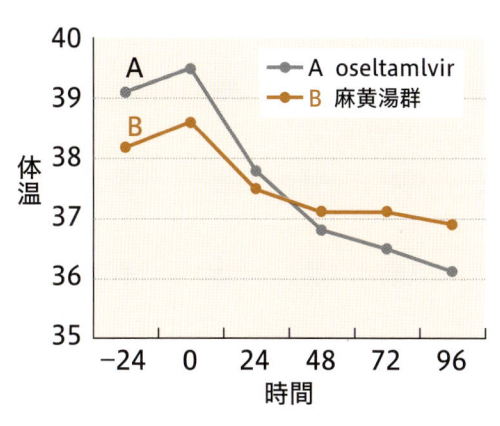

図2 麻黄湯単独による治療経験

いることがわかってきます。これらの症例は、麻黄湯「証」すなわち麻黄湯 responder と解釈できるのです。

　この点が西洋薬と漢方薬との大きな違いです。漢方薬は「証」の合う（適応のある）患者さんにはきわめて明快な反応を示します。インフルエンザであるから麻黄湯を選択するのではなく、インフルエンザ患児の多くに麻黄湯の適応がある、と考えて下さい。再三繰り返しますが、麻黄湯の適応があるのは「熱はあるが比較的元気があって、汗がまだ出ていない状態で水分が摂れる」患者です。

　なお、タミフル®ほか抗ウイルス薬の薬剤費は麻黄湯の約15〜20倍です（表3）。

🌱 インフルエンザ治療のアルゴリズム

　インフルエンザ治療の考え方を簡単なアルゴリズムで示します（図3）。必ずしも全例に抗ウイルス薬の投与を行う必要はありません。感冒と同様に、元来自然治癒する疾患であることを考えれば無投薬も選択肢の一つです。しかし、症状緩和、治癒促進に漢方薬は大変に有用ですから、抗ウイルス薬の投与を要さない例には漢方薬を単独投与（初期には麻黄湯）するとよいでしょう。重症化が懸念される場合は抗ウイルス薬を投与します。その際、漢方薬を併用することも可能です。倦怠感、筋肉痛、関節痛などの症状は漢方薬を併用す

表3 薬剤費

	薬価	小児			成人
イナビル	1キット 2080.50	1キット 10歳未満 2080.50			2キット 4161.00
リレンザ	1BL 168.70	3374.00			

		小児用量			成人常用量
タミフルDS (3%) 5日間投与	1g薬価 (30mg)	10kg (4mg/kg)	20kg (4mg/kg)	30kg (4mg/kg)	(150g)
	237.20	1581.33	3162.66	4744.00	3091.11

		小児用量			成人常用量
麻黄湯 0.1g/kg 3日間投与	1g薬価	10kg	20kg	30kg	(7.5g)
	8.10	24.30	48.60	72.90	182.25

		小児用量			成人常用量
麻黄湯 0.2g/kg 3日間投与	1g薬価	10kg	20kg	30kg	(7.5g)
	8.10	48.60	97.20	145.80	182.25

2013年（単位：円）

図3 インフルエンザ治療のアルゴリズム

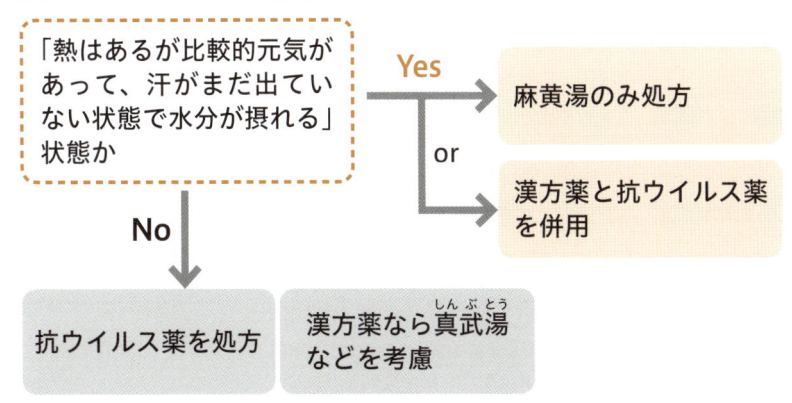

「熱はあるが比較的元気があって、汗がまだ出ていない状態で水分が摂れる」状態か

- Yes → 麻黄湯のみ処方 or 漢方薬と抗ウイルス薬を併用
- No → 抗ウイルス薬を処方／漢方薬なら真武湯（しんぶとう）などを考慮

ることで緩和されます。なお、麻黄湯にはインフルエンザの保険適応がすでに認められています。先達の大きな業績です。

文献
1) Ronald B, et al. The Common Cold. Nelson Textbook of Pediatrics 19th. edited by Robert M. Kliegman, et al. Elsevier Saunders. USA. 2011；1434-6.
2) JM Sharfstein, et al. N Eng l J Med. 2007；357：2321-4.
3) 盛克己ほか．漢方の臨床．2000；47(5)：669-73.
4) 高橋道史．浅田流　漢方診療の実際．横須賀：医道の日本社；1977.
5) 白木公康．医学のあゆみ．2002；202(6・7)：414-8.
6) Nabeshima S, et al. A Journal of Traditional medicine. 2010；27：148.
7) 岩城紀男ほか．臨牀と研究．2010；87：135-9.
8) 黒木春郎，木元博史．漢方と免疫．2004；17：90-6.
9) 成相昭吉．外来小児科．2010；13(3)：281-4.
10) 鈴木英太郎ほか．外来小児科．2011；14(3)：248-53.
11) 盛克己ほか．漢方の臨床．2006；53(12)：2033-42.
12) Kubo T, et al. Phytomedicine. 2007；14：96-101.
13) 木元博史，黒木春郎．漢方医学．2005；29：166-9.
14) 黒木春郎，木元博史．漢方と免疫・アレルギー．2006；19：17-25.

No.5 「ノドチク」の風邪

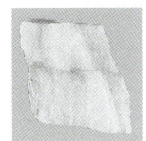

桔梗石膏〔ききょうせっこう〕

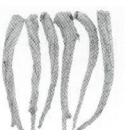

生薬：桔梗、石膏

処方例
- 熱はそれほどでもない
- 喉が赤い
- 喉がチクチクと痛む

そんないわゆる「ノドチク」の風邪に用います

POINT
- 生薬の白い粉が、喉の赤みに直接作用するイメージです
- うがい薬としても用いることができます

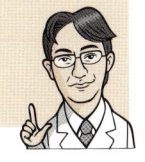

風邪で喉が痛いという訴え

風邪をひいて喉が痛い、という患者さんもよく外来にはみえるものです。いわゆる「風邪症候」の一つで、咽頭や扁桃が急性に炎症を起こし、発熱を伴い、腫れた喉が痛い、チクチクするといった症状です。このような場合、A群溶血性連鎖球菌など細菌感染が原因であれば抗菌薬の処方が有効な場合もありますが、一般に西洋薬にはあまり有効な対処法がないのが現状です。

「喉イタ喉チク」の風邪に桔梗石膏

こんな症例の場合、漢方には桔梗石膏という方剤があります。ちなみにこの方剤は、傷寒論などの中国伝来の漢方の古典に掲載のあるものではなく、「本朝経験方(ほんちょうけいけんほう)」と呼ばれ、本邦の先人が作り出した処方の一つとされているものです。

生薬のうち、桔梗には咽頭や気管支などの炎症を鎮静し、痰を切る効果があるとされています。そして石膏の白い粉には冷やす効果、清熱作用があるとされています。炎症による発熱を冷ます作用です。桔梗石膏はうがい薬として利用しても大変に効果があります。

小柴胡湯加桔梗石膏
しょうさいことうかききょうせっこう

　ちなみにツムラの漢方製剤には桔梗石膏単独の方剤はなく、小柴胡湯加桔梗石膏が用意されています。これは文字通り、抗炎症作用がある方剤として知られる小柴胡湯に、桔梗石膏を加えたものです。喉の痛みのほかに、だるさがある場合に用いると効果的です。

No.6　喉の腫れ、ほてりに

㉞ 白虎加人参湯〔びゃっこかにんじんとう〕

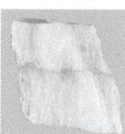

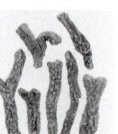

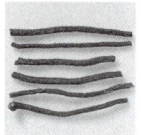

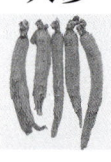

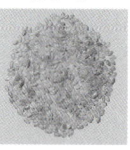

生薬
- 石膏
- 知母（ちも）
- 甘草
- 人参
- 粳米（こうべい）

処方例
- ほてって暑い
- 喉が赤くて熱が高い

そんな「ほてり」を訴える子どもに

POINT
・ほてりを冷ます薬なので、アトピー性皮膚炎など、ほてりからくる痒みにも用いることができます

喉が赤く腫れているが、あまり痛がらない

前節で、喉の痛みを訴えるケースに桔梗石膏、というお話しをしました（→ 57 頁）。ここでは逆に、喉が赤く腫れているのに、あまり痛がらない、というケースを取り上げます。ほてりがあり、高熱を伴うことも多いのですが、本人は意外に元気があり、喉の渇きを訴えるような症例です。これは、アデノウイルス感染症などでよくみられる状態です。

ほてりには白虎加人参湯

このような子どもには白虎加人参湯を処方するとよいでしょう。これは、身体のほてりを冷ます方剤です。ほてりによる痒みにも有効なので、突発性発疹症、アトピー性皮膚炎などにも使うことができます。アデノウイルス感染症などに使った場合にも、自然経過より早く治るというものでもありませんが、ほてりや口渇がおさまるので、子どもにとっては状態がよくなります。なお、元来、暑がりで冷たいものを好むような子どもに適するものなので、冷えを訴えるような子どもに使うと冷え過ぎてしまうことを念のために申し添えておきます。

No.7 水っぽい鼻水、痰に

⑲ 小青竜湯〔しょうせいりゅうとう〕

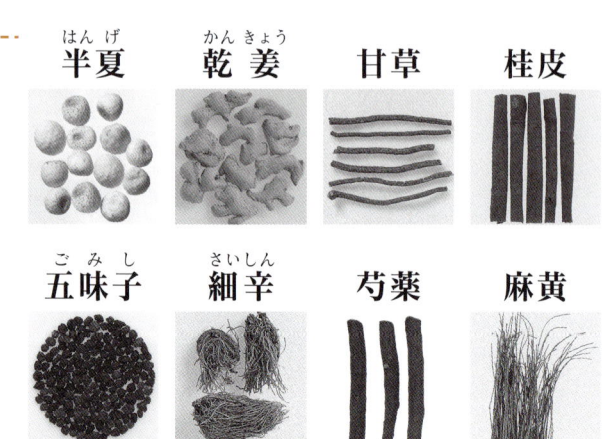

生薬：半夏（はんげ）、乾姜（かんきょう）、甘草、桂皮、五味子（ごみし）、細辛（さいしん）、芍薬、麻黄

処方例
- 水っぽい鼻水
- 湿性の咳、痰
- ロイコトリエン受容体拮抗薬や抗ヒスタミン剤を投与しても治りが悪い

そんな症状の子どもに用います

POINT
アレルギー性鼻炎にももちろん有効です

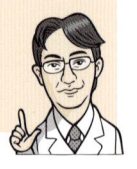

水っぽい鼻水、痰には小青竜湯

　喉の症状に使える方剤を2通りみてきましたが、同様にいわゆる風邪症候群のうち患者さんを悩ませるものに鼻汁や痰があります。このような水っぽい鼻水、痰に有効なのが小青竜湯です。麻黄系の方剤で、麻黄湯・葛根湯などと同様に体を内側から温める作用があります。また、水分代謝を良くする効果があります。古くから気道に親和性があることが知られており、気管支喘息に使われてきました。

　なお、桂皮など独特の香りの強い生薬が多く配合されているため、少し飲みにくいお薬ではあります。しかし、感冒に罹患するたびに鼻水や痰に悩まされ、蓄膿症のような症状をもつお子さんに使うと、初回の服用でハッキリと効果が表れるケースも多く、経験的にも非常に有効です。どうしても飲みにくいお子さんには、後述するように、黒蜜とあわせて飲ませるなどの工夫をしてみてください（→76頁）。

アレルギー性鼻炎にも小青竜湯

　アレルギー性鼻炎への小青竜湯の投与に関しては、二重盲検比較臨床試験が行われた例があります[1]。そこでは、小青竜湯の投与群では、プラセボ群に対して、くしゃみ発作、鼻汁、鼻閉などの症状の改善率が有意に高かったことが報告されています。

アレルギー性鼻炎には西洋薬でも、ロイコトリエン受容体拮抗薬、抗ヒスタミン剤、点鼻ステロイドなどの手立てがありますが、これらを用いてもなかなか症状が改善されない場合も多くあります。また、抗ヒスタミン剤の副反応である眠気を嫌がったり、点鼻ステロイドに対して拒否反応を示したりする患者さんがあることも事実です。そのような場合に、小青竜湯は有効な選択肢の一つと考えられます。

文献
1）馬場駿吉ほか．耳鼻臨床．1995; 88(3): 389.

No.8 急性熱性疾患の治りかけ

⑨ **小柴胡湯**〔しょうさいことう〕

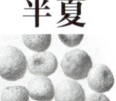

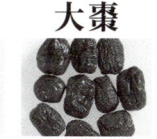

生薬：柴胡　半夏　黄芩 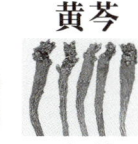　大棗　人参 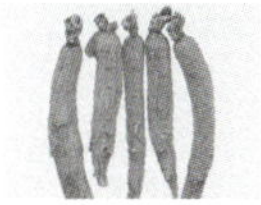　甘草 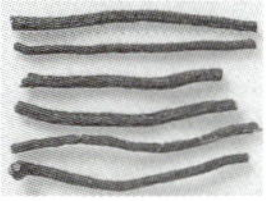　生姜

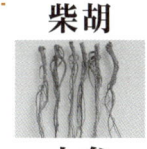

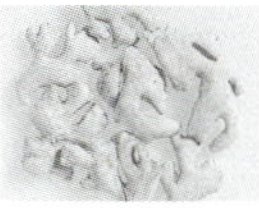

⑩ **柴胡桂枝湯**〔さいこけいしとう〕

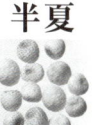

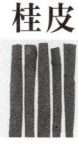

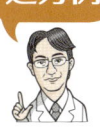

生薬：柴胡　半夏　黄芩 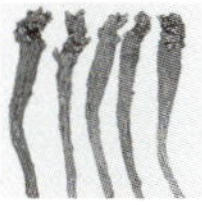　甘草 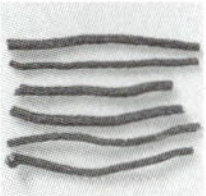　桂皮　芍薬　大棗　人参 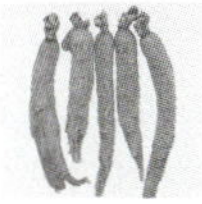　生姜

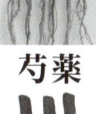

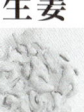

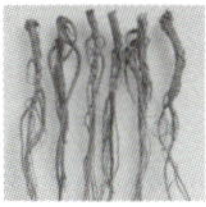

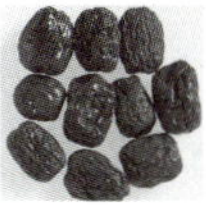

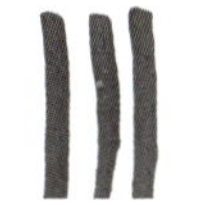

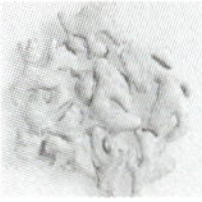

処方例
● 急性熱性疾患の急性期を過ぎても微熱やだるさが続く子どもに

POINT
・小柴胡湯は少し体力のある子どもに使います
・柴胡桂枝湯は感染症とアレルギー双方の対策に用いることができる守備範囲の広い処方です

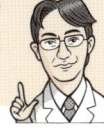

急性期は過ぎたけれど

インフルエンザのような急性熱性疾患に罹患し、汗をかいて高熱が下がった後になっても、だるさや微熱が続くような場合があります。風邪をこじらせてしまったようで、とお母さんが心配して子どもさんを連れて外来にやってくるようなケースです。西洋薬では適当な処方が見当たらないようなこんな症例にも、漢方に目を向ければ適応する処方が用意されています。

インフルエンザ・感冒の亜急性期には小柴胡湯、柴胡桂枝湯

その一つが小柴胡湯です。これは中国伝統医学における急性熱性疾患の古典「傷寒論」に記載のある方剤です。傷寒論では、感冒を初期から順に、太陽期 → 陽明期 → 少陽期、と捉えますが、その少陽期、すなわち亜急性期に適応するのが小柴胡湯なのです。具体的な症状として傷寒論には、「寒熱往来」（寒気と熱気が交互に繰り返すこと）、胸脇部の張り、食欲不振、悪心・嘔吐、目がくらむことなどをあげています。まさに風邪をこじらせてしまったような状態に適した漢方と言えるでしょう。構成する生薬の有する、抗炎症作用、消化機能改善作用などをはじめとするさまざまな働きが、これらの症状に奏効するものと考えられています。

また柴胡桂枝湯は、この小柴胡湯に、桂枝湯という方剤の

構成を組み合わせたもの。比較的穏やかな働きをもつ方剤として知られています。

これらは非常に守備範囲が広く、著者のクリニックでは、例えば流行性耳下腺炎にも処方して成果をあげていますし、アデノウイルス咽頭扁桃炎にも奏効した経験があります。

🌱 重度心身障害児の反復感染対策に

また著者は、この柴胡桂枝湯を、重度心身障害児の反復感染に用いる場合もあります。障害が原因で呼吸困難があり、嚥下にも問題を抱え、それも一因となって気道感染を繰り返すようなお子さんです。こういったケースで柴胡桂枝湯を服用してもらうと、感染の反復が減り、体調が回復して食欲も出て、全身状態が改善することがよく見られます。漢方の奥深い力を実感する瞬間です。漢方方剤には、幅広い免疫増強作用、抗アレルギー作用などがあることは明らかだと思います。このような症例に処方する場合には、少し長い期間使ってみてください。数か月から数年、気長に服用してもらって様子をみましょう。治療の選択肢として漢方をもつことの意味をきっと実感されることでしょう。

No.9　風邪をひきやすい子どもに

⑨⑨ 小建中湯〔しょうけんちゅうとう〕

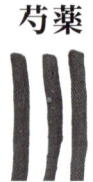

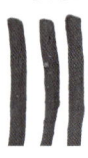

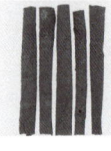

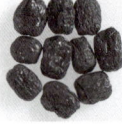

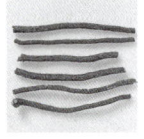

生薬：芍薬　桂皮　大棗　甘草　生姜　膠飴

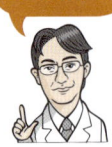

処方例
- 風邪をひきやすい、いわゆる易感冒　なかでも色白で線の細い子どもに

POINT
西洋薬では有効な処方のないこのようなケースこそ漢方の出番です

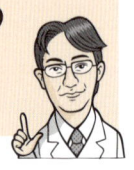

易感冒とは？

「風邪」はプライマリケアの受診理由として最多と言って差し支えないと思います。著者の外来でも、毎月のように風邪をひくと訴える子どももみられます。そこで、ここでちょっと、風邪をひきやすい子ども、ということについて考えてみましょう。

いわゆる「易感冒」は、英語にも "frequent colds" という表現があるように、洋の東西を問わずある程度確立された概念です。しかし、これに対する実践的な対処法が書かれた内科学の成書は非常に少ないと思われます。そもそも、「易感冒」、風邪をひきやすい患者、とはどんな人を指すのでしょうか。

いったい人は年に何回風邪をひくのでしょうか。これを調べた研究があります[1]。1950年前後のロンドン、シアトルそしてクリーブランドにおいてそれぞれ調査が行われました。調査は、病院を受診した人数ではなく、住民自身に1年に何回風邪をひいたかを申告してもらう形式で行われました。それによりますと、1年間に、平均で大人は2回、子供は5回風邪をひいた、という結果になったそうです。ここから、年間で6回以上風邪をひく子どもが一般に易感冒と定義されます。

風邪をひきやすい体質

　さて、では、風邪をひきやすい体質、というものはあるのでしょうか。感冒の定義そのものにもはっきりしない側面がありますが、できるだけ厳密に表現すれば、感冒とはウイルス性上気道炎である、ということになると思われます。ここでは、親御さんが「うちの子どもは風邪をひきやすくて」というときの「風邪をひきやすい子ども」について考えてみます。

　最近は保育園に預けられる乳幼児も益々増加しています。集団保育は、どうしてもさまざまな感染症を広げやすい環境になりがちですので、そのことが、いわゆる風邪をひきやすい子どもが増える一因になっているとも言えます。しかし、保育園に預けられた乳幼児が、みんなしばしば風邪をひいているわけではありませんし、著者の実感としても、風邪をひきやすい体質の子どもというものはたしかにいると思われます。また、風邪をひきやすい子どもは、成長してからも、やはり風邪をひきやすいという傾向もみられます。

　保護者が言う「風邪をひきやすい子ども」の多くは、湿性咳嗽をしばしば呈し、それが長引くケースです。ぜいぜいという咳を繰り返し、喘息との鑑別が難しい場合もあります。また、多くの場合アレルギー性鼻炎があります。鼻が悪く口で呼吸をするのでまたウイルス感染の可能性が高くなりま

す。したがって咳嗽が長引く……その繰り返しになってしまうわけです。

かつて千葉大学の小児科学教授を務められた久保政次先生は、「風邪」を研究テーマとされたことで有名ですが、その著書『新しい考え方による小児気道疾患の日常診療』（南山堂、1981）の中でやはり、風邪をひきやすい子どもの背景にはアレルギー性鼻炎があると記されています。

風邪をひきやすい子どもには小建中湯

ここでも、漢方の出番です。各論の冒頭でも紹介した小建中湯という小児漢方のエース的な方剤がありますが（→ 36頁）、風邪をひきやすい子どもに小建中湯が奏効することもよく経験するところです。また、柴胡桂枝湯が有効であるという報告もあります[2]。これらの漢方をぜひ使ってみてください。

文献
1) JD Cherry, DJ Nieves. THE COMMON COLD. Feigin and Cherry's Textbook of Pediatric Infectious Diseases. Elsevier Saunders. USA. 2009.
2) 秋葉哲生ほか．日本東洋医学雑誌．1991；41（3）：149-55．

No.10 嘔気、嘔吐に

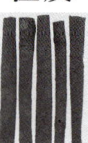

⑰ 五苓散 〔ごれいさん〕

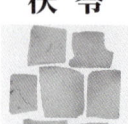

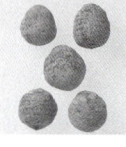

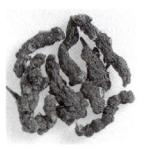

生薬
- 沢瀉（たくしゃ）
- 茯苓（ぶくりょう）
- 猪苓（ちょれい）
- 蒼朮（そうじゅつ）
- 桂皮（けいひ）

処方例
- 気持ちが悪い
- 嘔吐する
- 下痢をしている

そんな子どもに著効します

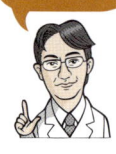

POINT
- 感染性胃腸炎に非常に有効です
- 吐気のある子どもに服用させるのには困難なこともありますが、そのようなときには、外来で坐薬として処方するなどの工夫をしてみましょう

嘔気、嘔吐に効く漢方

ウイルス性の急性胃腸炎などで嘔気・嘔吐、下痢を訴えて来院する子どもさんを診察室に迎えるのも、日常的なことです。この胃腸炎に起因する嘔気、嘔吐に著効するのが、五苓散です。ご自分で実際に試してみるとよくおわかりになると思いますが、西洋薬の吐き気止めとは一味もふた味も違うキレを見せてくれます。二日酔いの気持ちの悪さにも効果的です。

五苓散の利水作用

では、五苓散はなぜ嘔気、嘔吐に有効なのでしょうか。それは、五苓散が生体の水分循環を改善させる作用を持っているからだと考えられています。言い換えれば、むくみをとる効果を有しているわけです。漢方薬のこのような作用は、水をさばく作用、利水作用と表現されます。

西洋薬でこれに相当する効能を有するのはフロセミドなどの利尿剤ですが、利尿剤は水分過剰状態にない人に投与すると尿量を増加させるので脱水になってしまいます。しかし、五苓散はむくみのない人が飲んだ場合には脱水状態になることはありません。逆に脱水状態にある人には尿量を減らす働きをします。常に適切な状態に生体の水分代謝を保ってくれる、そんな方剤なのです。これに関しては両者を比較した実験結果も報告されています[1]。

五苓散とアクアポリン

　アクアポリン（AQP：aquaporin）という名前を耳にされたことがあるかと思います。1992年にアメリカの分子生物学者ピーター・アグレ（Peter Agre）が発見した、細胞膜に存在するタンパク質です。アグレは、基本的には水を通過させにくい性質をもつ細胞膜にあって、アクアポリンが水分子だけを選択的に透過させていることを明らかにしたのです。生体にとって大変重要な、水の往来に関与する水チャネルが発見されたことには大きな意義がありました。アグレはこれに関する業績により2003年にノーベル化学賞を授与されています。

　最近になって、五苓散はこのアクアポリンに作用することで利水作用を及ぼしているのではないかということが言われるようになってきました。アクアポリンにはAQP0からAQP12まで、哺乳類における13のアイソフォームが確認されていますが、このうち脳などに存在するAQP4と五苓散の関係に着目した研究が行われています[2]。この研究ではAQP4に作用した五苓散が脳浮腫を抑制する機序が明らかにされているのですが、その作用は利尿剤とは異なって、浮腫状態では尿量を増加させる一方で、脱水状態では尿量に作用しないなど、水分代謝を常に適正な状態に保つように調節するものであることが指摘されています。

これに伴って、脳疾患における五苓散の臨床効果にも注目が集まっています。たとえば、木元博史先生（永津さいとう医院）は、急性期脳梗塞の治療に漢方エキス剤を使用した結果を報告しています[3]。アルガトロパンに五苓散を始めとする漢方薬を併用し、在院日数の短縮、Japan Stroke Scaleの改善などの実績を上げているものです。このほか、慢性硬膜下血腫、脳腫瘍に合併した脳浮腫などについても五苓散が有効であることを示す結果が報告されています。今後も五苓散の有する利水作用の応用範囲は拡大して行くでしょう。

吐き気のある子ども

良いことずくめの五苓散ですが、どんなにいい薬でも、嘔気や嘔吐を訴えている子どもに服用させることは簡単ではありません。

そもそも漢方方剤に生薬由来の独特の苦みや臭いなどがあるのは当たり前のことです。西洋薬のようにシロップを加えて無理に甘くするようなこともありません。

著者は、むしろ現代人の味覚の方に問題があるのではないかと思っています。果糖を用いた清涼飲料の甘さを始め、過度な甘味に慣れてしまった子どもたち。大人も例外ではありません。たとえば果物。果物のうまみは決して甘味だけではないはずですが、スーパーで果物を物色する時に、ついつい

値札の横に表示されている糖度の高いものを選んだりしていませんか？　より甘いものが消費者に好まれれば、生産者は益々糖度をあげるべく品種改良をする。この循環が止むことはないでしょう。

ではどうするか

　と、愚痴をこぼしてばかりいても仕方ありません。それではどうしたらよいでしょうか。

　まず著者のクリニックでは、外来で処方した薬剤を、初回はなるべく服用してから帰宅してもらうようにしています。診察室で行っていては時間がかかりすぎますので、患児と保護者には処置室に移動してもらい、スタッフの介助で薬剤を一通り服用してもらいます。一度その場で飲んでもらえば、まずその後もうまくいきます。また、塗付剤の場合などには塗り方などの指導ができるというメリットもあります。

　また、凍らせてから服用してもらう、という方法もあります。これをずばり「氷漢方*（こおりかんぽう）」と名づけた先生もいらっしゃいます。方剤を良く適量の水（またはお湯）に溶かし、冷凍庫で凍らせます。だいたい水50ccに方剤1包ぐらいが目安になるでしょうか。これを砕いてかき氷のようにしてお子さんに食べてもらうのです。黒蜜や黒糖、蜂蜜などをかけても

*氷漢方については久留米大学医学部先進漢方医学講座　恵紙英昭先生よりご教示頂きました。

よいでしょう。とくに黒蜜は漢方と相性がいいようです。

　このほかにも方策はあります。坐薬です。とくに子どもに比較的激しい嘔吐がある場合は、経口で投与するのは困難ですが、坐薬なら容易に投与できますし、直腸粘膜から速やかに吸収されますので効果もより短時間で現れます。西洋薬の制吐剤の坐薬のように、下痢をしてしまうようなこともありませんし、中枢神経系の副作用もありません[4]。五苓散はまだ坐薬としては製剤化されておらず、あくまでも内服薬として保険適用を受けているだけです。坐薬として投与するには、医師が坐薬を作り、その責任で行うほかありません。漢方薬メーカーには、1日も早く五苓散坐薬を製品化してもらいたいものです。

🌱 救急外来に五苓散を！

　五苓散には特に禁忌はないと考えてよいと思います。胃腸炎の診断さえ間違っていなければ処方して問題があることはまずありません。著者は常々、五苓散と麻黄剤（→ 46、72頁）は救急外来に常備すべきだと考えています。そうすれば、急性の嘔吐、急性熱性疾患の初期に迅速に対応することができるからです。

文献
1) 田代真一. 腎と透析. 1989; 26: 34-7.
2) 磯浜洋一郎. 漢方と最新治療. 2008; 17: 27.
3) 木元博史. 和漢医薬学雑誌. 2003; 20: 68.
4) 吉田正己. 日本小児東洋医学会誌. 2003; 19: 13-7.
5) 森　蘭子. 小児疾患の身近な漢方治療 10. 東京: メジカルビュー社; 2011: 66.

No.11 便秘に

⑩ 大建中湯 〔だいけんちゅうとう〕

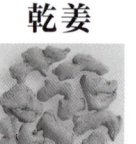

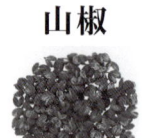

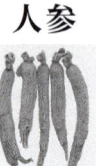

生薬
- 乾姜
- 山椒
- 人参
- 膠飴

処方例
- 子どもの便秘

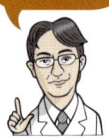

POINT
お腹を温め、直腸側から腸管を自然に動かして排便を促すので、西洋薬の緩下剤と比べて優しく自然に作用します

意外に見過ごされる子どもの便秘

　みなさんもご存じの通り、小児の便秘はありふれた症状です。何日間排便がなければ便秘と呼ぶのかについて正確な定義はありませんが、一般的な印象では3日間程度なら親御さんもあまり気にしないようです。2011年に行われたある調査では[1]、小学生の約4割が排便1日1回未満であるとの結果が出ています。その一方、同じ調査で、8割近くの母親が子どもの排便状況は順調であると回答したとのことです。

　このように親御さんにも見過ごされがちな便秘ですが、子ども本人にとっては大きな問題です。腹痛の原因になりますし、お腹が張った状態は大人でも辛いもの。子どもならなおさらでしょう。生理的には便が溜まって腸管が拡張すると、その刺激が中枢神経系にフィードバックされて便意が生じ腸管が収縮します。それによって排便が促されるわけですが、便秘の人は常に大腸に便が溜まっている状態なので、拡張している状態が当たり前になってしまい、上記のフィードバックがなされなくなります。そのため、腸管の収縮も起こらず、さらに便が溜まるという悪循環に陥ります。これがいわゆる便秘の悪循環です。また、便が固くなって排便が苦痛になるので益々排便を嫌がるようになることも一因です。

　そして、便秘がさらに悪化すれば遺糞症にもなりかねません。こうなってしまってからでは治療も大変です。その前に、

日頃の診察を通じて早い段階で便秘症の子どもをみつけ、対策を講じるのもプライマリケア医の務めです。

🌱 小児の便秘には大建中湯

西洋薬で小児の便秘症治療に用いられるのは緩下剤ですが、刺激が強くあまりお勧めできるものではありません。小児便秘のファーストチョイスはずばり、漢方の方剤「大建中湯」です。このほか、各論1（虚弱体質）（→36頁）でご紹介した小建中湯も用いることができます。これらと同時に、浣腸でつまっている硬い便を出す治療をしていきます。当然、浣腸だけでも排便を促すことはできますが、方剤を併用することで自然な排便習慣が身に着くようになります。

🌱 緩下剤とのちがい

大建中湯を構成する生薬はすべて、お腹を温める効果をもちます。内側からお腹を温めて血流を改善することで、便秘あるいは下痢を改善するわけです。おもしろいのは構成生薬のうち、山椒と膠飴が腸管蠕動を促進する効果を有するのに対して、乾姜と人参はこれを抑制する働きを有することです[2]。

西洋薬の緩下剤は腸管の蠕動を昂進させます。しかし、腸管は動いても、動いた腸管の先に固い便が控えていて、その

便は止まったままでいる、という状況に陥りやすいものです。そうなると、動かない固い便を抱えたまま腸だけが動くことになり、本人は益々苦しくなってしまいます。

漢方薬の作用はこれとは異なって、腸管を直腸側から動かして溜まった便が自然に動くように促すものです。そして、上記のとおり、蠕動運動が不十分であればこれを促し、行きすぎた場合には緩やかに歯止めをかける働きをします。これらの一連の作用によって自然な排便を促すわけです。

このように、ある生体の働きを、一方的に昂進させるのでも抑制するのでもなく、中庸で自然なところに落ち着かせてくれるという作用は、漢方薬の大きな特徴です。これは西洋薬の利尿剤とは異なり、「水をさばく」作用（利水作用）を有する五苓散にも通じる発想と言えるかもしれません（→ 72頁）。

なお大建中湯については、成人を対象とした研究ですが、これを大腸刺激性下剤に併用することでより効果的に慢性便秘症の腹部症状を改善できたとするものがあります。この研究では副作用は報告されていません[3]。

文献
1) 大塚製薬「子どもの排便状況と食物繊維の摂取」に関する実態調査（2011. 12. 1 発表）http://www.otsuka.co.jp/company/release/2011/1201_01.html
2) 石毛敦. 漢方と診療. 2012; 9: 33.
3) Akira Horiuchi, et al. Gastroenterology Research. 2010; 3: 151-5.

No.12　反復感染に

㊽ 十全大補湯〔じゅうぜんたいほとう〕

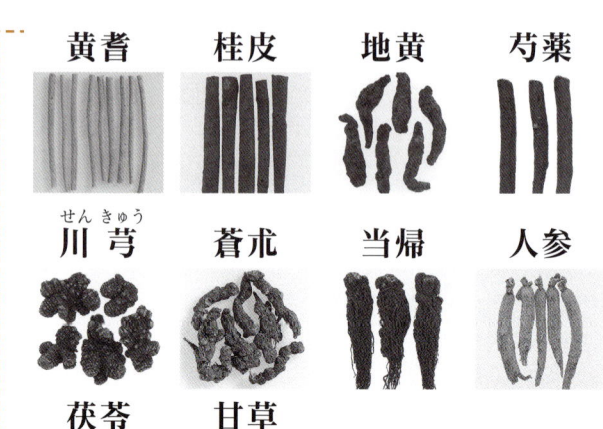

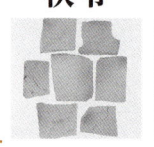

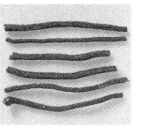

生薬
- 黄耆
- 桂皮
- 地黄
- 芍薬
- 川芎（せんきゅう）
- 蒼朮
- 当帰
- 人参
- 茯苓
- 甘草

処方例
- 肛門周囲膿瘍
- 反復性中耳炎

などの反復する感染症に

POINT

いわゆる、冷え、に効果のある処方ですので、冷えを訴えるお母さんに処方してもよいでしょう

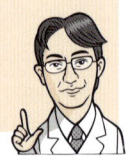

十全大補湯とは

今回取り上げる方剤は、十全大補湯です。その添付文書には効能として、「病後の体力低下、……手足の冷え、貧血」とあります。このうちの「冷え」ですが、子どもの診療に日々あたっていますと、たしかに子どもにも冷えという症状があることを実感します。日本小児東洋医学会の学術集会においても、メインテーマとして冷えが扱われる（於2012年開催の第40回学術集会）など、小児科においても注目を集めているところです。

さて、十全大補湯は「補剤」（気を補う漢方薬）の一つです。前にこのタイプの代表的な方剤として補中益気湯をあげました（→39頁）。では、補中益気湯と十全大補湯の違いはどこにあるのでしょうか。前にも述べたとおり、補中益気湯は、消化管を意味する「中」の字をその名に含んでおり、消化機能を改善する作用をもった生薬を含む構成となっています。これに対して十全大補湯は、補中益気湯にはみられない、地黄や芍薬といった生薬を交えて構成されていますが、これらには血液循環や骨髄機能を改善する効能があるとされています。少し漢方的な物言いになってしまいますが、同じ補剤でも、「気」と「中」を高める補中益気湯に対して、十全大補湯は「気」と「血」を高めるものだ、と表現することができます。こう理解すると、血液循環の問題と捉えることができる冷えが、十全大補湯の適応となっていることにも頷けます。

小児の反復感染に十全大補湯

　ただ、小児の冷えも注目を集めているとはいえ、著者のこれまでの経験からしますと、小児科における十全大補湯の使い方として真っ先にあげたいのは、繰り返す感染症に対する処方です。

　たとえば、乳幼児によくみられるものに、反復する肛門周囲膿瘍があります。西洋医学的には外科的に膿を取り除く処置のほかにはすることがありません。基本的に自然治癒するものと捉えられています。たしかに、1歳を過ぎればその多くは治癒するのですが、肛門の周りに膿が溜まり、それが自壊して（あるいは切開して排膿し）、やがてまた膿が溜まって……という繰り返しは、やはりやっかいなものです。そこに十全大補湯を投与すると、治療期間が短縮したり、反復するにしてもその回数が減少したりするのです。

　また、反復性中耳炎に対しても有効です。西洋医学的には、抗生剤の投与、重症であれば鼓膜切開、さらにはチューブ留置ということになっていくわけですが、そこまで難治化する前に、十全大補湯を投与することで予防できる場合があるのです。反復性中耳炎に対する有効性については2009年の「小児急性中耳炎診療ガイドライン」にも掲載されていますし、これらの十全大補湯の効果に関する臨床報告もあります[1,2]。その報告の中には、十全大補湯の投与前後で、ヘモグロビン

値・赤血球数に、有意な上昇・増加がみられたとするものもあります。十全大補湯の気と血を高める働きが免疫機能を高めているものと思われます。

🌱 子どもに同行する母親にも

　冒頭で冷えと十全大補湯について触れましたが、著者はこれを、お子さんを外来に連れて来られたお母さんにも処方して大変感謝されたことがあります。なにげなくお話しをしていると、「子どもから風邪をもらいやすいんです」「手足が冷えて、疲れやすくて……」とのお話し。それでは、十全大補湯を飲んでみますか、と処方したところ、このお母さんにはバッチリ奏功しました。後日、体調が良くなった上に子どもさんまで授かったと大変感謝されたことが印象に残っています。冷えも西洋医学では正面から取り扱うことのない症状です。漢方を使えると診療の幅が広がる、という好例だと思います。

文献
1) 大島令子ほか. 日本小児科学会雑誌. 2009; 45(5): 830-34.
2) 丸山裕美子ほか. 耳鼻咽喉科臨床. 2007; 100(2): 127-35.

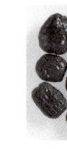

No.13　胃食道逆流症に

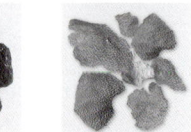

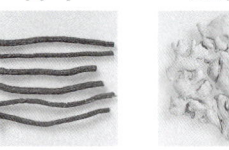

㊸ 六君子湯〔りっくんしとう〕

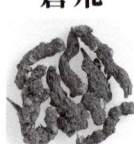

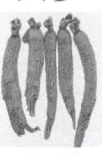

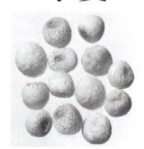

生薬：蒼朮　人参　半夏　茯苓　大棗　陳皮　甘草　生姜

処方例
- 乳児の胃食道逆流症
- 食欲不振

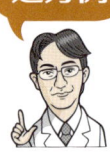

POINT
重度心身障害児の胃食道逆流・ゼロゼロにも有効です

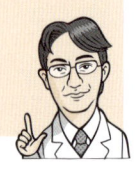

乳児の胃食道逆流症

赤ちゃんがおっぱいを戻してしまうことを心配されて、小児科を訪れるお母さんもよくいらっしゃいます。通常は成長と共に胃噴門部の機能が整い、そのような症状もなくなっていくものですので、著者のクリニックでも、一般的には少量頻回の哺乳や、授乳の際に姿勢を変えて飲ませることなどを指導して、経過をみるようにしています。

しかし、嘔吐がひどく赤ちゃんがミルクを噴き出すようにしてしまうような場合には、親御さんの不安も強くなりますし、栄養摂取上も問題が生じます。また気管支炎や肺炎などの合併症の可能性も出てきます。そのような場合の内科的療法として、西洋薬では酸分泌抑制剤の処方が考えられるでしょう。しかし、ちょっと待って下さい、うってつけの漢方処方があるのです。

胃食道逆流症には六君子湯

それが、六君子湯です。その小児の胃食道逆流への臨床効果については、これを検証した報告も数多く示されています[1,2]。もともと六君子湯は、成人に対しては、慢性化した胃腸機能の低下症状を訴える患者に用いられる代表的な漢方でした。その臨床試験の歴史も漢方としては比較的古く、抗癌剤による食欲不振[3]、胃食道逆流、機能性ディスペプシア[4]

などに対する効果が確認されています。

六君子湯の由来

　ところで、この処方は8つの生薬で構成されていますので、なぜ「六」という数字が冠されているのか、と疑問に思われる向きもあるかと思います。そこで、その名の由来に簡単に触れておきましょう。漢方には「君臣佐使(くんしんさし)」と、生薬を4つに分類する考え方があります。このうち薬の作用の中心を担う生薬が「君薬」と位置づけられています。六君子湯を構成する生薬のうち、蒼朮、人参、半夏、茯苓、陳皮、甘草の6つが消化器官に働きかける君薬とされているもの。そこで、六君子湯と名付けられた、というわけです。このように消化機能を改善する主要な生薬を豊富に配合された六君子湯は、上記のとおり、「君子」の名に恥じないさまざまな臨床効果を有することが明らかにされています。

グレリンと六君子湯

　ではなぜ、六君子湯はこのように幅広い消化機能改善作用を有するのでしょうか。この、作用機序の解明という観点からも、六君子湯は一歩先を行く漢方方剤と言ってよいでしょう。グレリンという食欲亢進作用などを有するホルモンの名を耳にされたことがあるかと思いますが、六君子湯はこのグレリンに関与していることがわかってきています。

グレリンは1999年に久留米大学の児島将康(こじままさやす)教授らによって発見された成長ホルモン分泌促進ペプチドホルモンです。その主要な作用として成長ホルモン分泌刺激作用、および食欲亢進作用が知られています。また、グレリンは主に胃で産出されるホルモンなのですが、胃の蠕動運動亢進作用、胃酸分泌亢進作用を有することもわかってきています。そして六君子湯は、このグレリンの分泌を促進し、分解を阻害する働きを有していることが報告されています。現在もグレリン、そして六君子湯のグレリンへの関与についての研究は進められており、その全容が明らかになる日もそう遠くないと思われます。

🌱 重度心身障害児医療と漢方

　また、著者のクリニックでは、重度心身障害児のケアにもこの六君子湯を活用しています。重度心身障害の患者さんは気道分泌物が多く、呼吸がゼロゼロしたり吐きもどしたりすることが多々あります。このような胃食道逆流の症状にも六君子湯は有効です。興奮しやすい症例に甘麦大棗湯を使ったり、筋緊張の強い患者さんに芍薬甘草湯を用いたりすることもあります（→65頁）。このような患者さんに対してはQOLを上げることこそが医療の中心的な役割となってくるのであり、そのための選択肢として漢方は非常に有効です（→91頁）。

文献

1) 黒田浩明ほか. 小児外科. 2005; 37: 279.
2) 八木実ほか. 小児外科. 2005; 37: 284.
3) 清家純一. Science of Kampo Medicine. 2010; 34: 12-3.
4) Arai M. Hepatogastroenterology. 2012; 59: 62.

コラム 1　特定病因論から複雑系の時代へ

特定病因論の時代

　19世紀の西洋医学は、感染症と外傷との戦いであったと言えるでしょう。その背景には、戦争の時代があります。ヨーロッパの列強が帝国主義の潮流の中で、世界各地で戦いを繰り広げた結果、無数の兵士たちが傷つき、その治療が求められました。また植民地を拡げてゆけば未知の感染症と対峙することとなります。そして、帝国主義による領土の膨張は人々の動きを流動化し、感染症の爆発的な流行を引き起こすことにもつながりました。「科学」の文脈において発展した西洋医学には、これらへの対応が喫緊の課題として突き付けられたのです。

　感染症研究の嚆矢はコッホの業績に見ることができますが（→32頁）、その基本となる考え方は、いわゆる「特定病因論」です。ある病気には必ず特定の原因があり、それを明らかにして取り除くことで病気は治せる、とする考え方です。外傷もまた、問題になるのは、目の前の外傷そのものです。縫合するにしても切断するにしても、その原因を取り除こうと努力した結果、患者が生きるか死ぬか、結果はすぐに明らかになります。

複雑系の時代

　しかし、現代においてわれわれ医療者が直面している状況はそれほど単純ではありません。糖尿病、高血圧といった慢性疾患は、あいにくある特定の原因を取り除けばすぐに治癒するという構造は持ち合わせていません。また、高齢者や障害をもつ人々のケアを考えたとき、患者さんの抱える疾患の治癒を目指すことよりも、いわゆるQOLをいかにして高めるか、ということがその主眼となるケースに多々直面します。著者の専門とする小児科でも、子どもたちの抱える問題は、慢性疾患から精神的なトラブルまで多岐にわたっており、それぞれの児の成長段階にあわせた多面的な治療が求められています。

　以前、知り合いの若い女性医師から美容外科への関心を聞いたことがあります。彼女は、美しくなることは自信につながり、QOL＝生活の質を大きく上げることになる、と話していました。そのとき著者は、医療に求められるものが変化していると感じました。また、小児科で最近大きな課題となっている発達障害の方々への対応も、生きにくさの解消という、これまで医療が直接扱ってこなかった分野へと、その対象が広がってきていることを示すものだと感じます。このように、時代の変遷とともに、医療の役割は、かつての「感染症と外傷」から、QOLを高めることに移ってきていると思われます。

各論
コラム ❶ 特定病因論から複雑系の時代へ

　最近、「複雑系」という言葉をよく耳にします。特定病因論のように、原因と結果が単純な一対一対応になっていると捉えるのではなく、目の前の現象を、無数の要因が複雑に絡み合った結果として生み出されるものとしてみる考え方です。まさに現代の医学を取り巻く環境は、特定病因論では対応しきれない複雑系の時代に突入しているのです[1]。

漢方は複雑系？

　この点、漢方の考え方はまさに「複雑系」とベクトルを同じくするものではないでしょうか。漢方は「随証治療」という考え方をとるとお話しをしたと思います（→ 23 頁］）。まず病名を診断し、これに対応する治療を考えるのが西洋医学の思考回路で、これはまさに特定病因論的発想です。これに対し、漢方は「目の前の患者の体質、その時の全身状態（証）」によってどのような治療を施すかを考えます。特定の病気を治療しようとするのではなく、身体的要因・精神的要因・ストレスなどの外的要因、そういった時々の生体の複雑な動きを総体的に捉えようとするのが漢方です。これは複雑系の考えかたに寄り添うものと言えましょう。その意味でも、現代医療において漢方が注目を集めているのは必然の流れと言えるかもしれません。

文献
1）広井良典. 生命の政治学. 東京：岩波書店；2003.

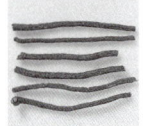

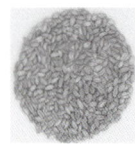

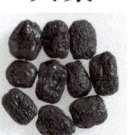

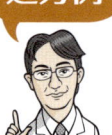

No.14　夜泣き、夜驚症に

㉒ 甘麦大棗湯〔かんばくたいそうとう〕

生薬：甘草、小麦（しょうばく）、大棗

処方例
- 夜泣き
- イライラ

などの症状、興奮しやすい子どもに

POINT
落ち着きがない、など、子どもの精神症状に幅広く用いることができます

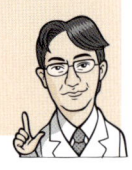

日常生活に役立つ医療

　夜泣きは、生後半年ぐらいに多くみられ2歳ぐらいまでには自然治癒するものです。また、夜驚症はまれに神経疾患と関連のあるケースもあり、鑑別に気を遣う面もありますが、やはり10歳ごろまでには治まるのが一般的です。仮にこれらの症状を訴えて大病院を受診したとしても、生活習慣の見直しを指導され、もうしばらく頑張って下さいね、と励まされて帰るのが一般的でしょう。一部には抗ヒスタミン剤や抗不安薬などを処方する場合もありますが、適応は限られています。

　たしかに西洋医学的には心配するような症状ではないかもしれません。しかし、子育て中のご家族にとってみれば、夜泣きや夜驚症もきわめて大きな問題をはらんでいます。眠れない子ども自身も辛いでしょうし、一緒に眠れない状況が続いて思わずお子さんに手をあげてしまったり、夫婦仲が悪くなってしまったり……親御さんの苦労もつきません。お子さんの夜泣きが発端となって離婚されたご夫婦の話しさえ耳にしたことがあるくらい、当事者にとっては深刻な問題なのです。総論でも触れましたが、こうした「困り感」に対応すること、日常生活に役立つ医療を提供することこそ、プライマリケア医の大きな役割ではないでしょうか。

夜泣きには甘麦大棗湯

　もちろん、生活習慣の指導も重要なことです。テレビやビデオをつけっぱなしにした環境に子どもを置かない（ちなみに著者のクリニックでは待合室にテレビを置いていません）、昼間太陽の光の下で適度に遊ばせてあげる、規則正しい生活をさせるようにする。親御さんには、まずそういったことを心がけてもらうようにしましょう。でもそれだけでなく、お薬を処方してあげられたら、しかもそれが決して気休めではなく奏効するもので、かつ副反応も考慮する必要のないものだったらどうでしょう。そんなうまい話が漢方にはあるのです。それが甘麦大棗湯です。

　甘麦大棗湯は『金匱要略』という『傷寒論』と起源を同じくする中国伝統医学の古典に登場する方剤です。もっとも『金匱要略』において甘麦大棗湯は女性の神経症に効果のある処方として紹介されていますが、情緒安定作用を持った穏やかな方剤ですので、子どもにも幅広く用いることができます。

　いま、穏やかな方剤だ、と書きましたが、それも当然のことです。甘麦大棗湯を構成する生薬は、甘草と小麦(しょうばく)それに大棗です。すべてが食物と言ってもいいものですから、優しいお薬に決まっています。それらが方剤として組み合わせられることで効果的な情緒安定作用を生み出すのですから、伝統医学の力には改めて畏怖すべきものがあると感じます。著

者も夜泣きの子どもに頻繁に処方する方剤ですが、驚くほど著効する症例を多く経験します。個人差はありますが、早ければ2週間ぐらいでよくなります。

🌱 甘麦大棗湯とあくび

上記の『金匱要略』には、適応症候として「数欠伸」、よくあくびをすること、があげられています。あくびは一般的な生理現象ですが、精神的な緊張状態や過度の疲労との関連も指摘されているのはよく知られているところです。この、あくび行動に対する甘麦大棗湯の影響に関し、ラットを用いた実験の結果が報告されています[1]。

これは、あくび行動が主要な神経伝達物質であるドパミン受容体の刺激症状であることをふまえ、ドパミン受容体作動薬を投与したラットに甘麦大棗湯を摂取させ、あくび行動の発現を観察したものです。その結果、生理食塩水を投与した対照群と比較して、甘麦大棗湯投与群では有意にあくび行動が抑制されました。もしこれが甘麦大棗湯のドパミン神経系への作用を示唆するものであるならば、その科学的な作用機序の解明につながるかもしれません。

🌱 甘麦大棗湯のそのほかの疾患への効果

小児科において甘麦大棗湯が奏効しうるその他の疾患とし

ては、チック、発達障害などがあげられます[2]。著者の自験例では、発達障害のお子さんに処方して著効したケースがあります。お母さんに連れられて来院した10歳の男児で、外来に来てもそこらじゅうを飛び跳ねているような状態でした。都内の病院で向精神薬を含むさまざまな薬を処方されていましたが、なかなか症状が改善しなかったため、悩んだお母さんが著者のクリニックを訪れたものです。

初診で甘麦大棗湯を処方したところその翌日から効果が現われ、落ち着きがみられるようになりました。子供の精神症状に万能の漢方とまでは申しませんが、常に試してみる価値のあるファーストチョイスの方剤だと考えています。

文献
1) 木村博. 日本東洋医学雑誌. 1997; 48(1): 53-7.
2) 川嶋浩一郎. 外来小児科. 2012; 15(3): 330-6.

No.15　夜尿症に

㉞ 白虎加人参湯〔びゃっこかにんじんとう〕

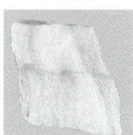

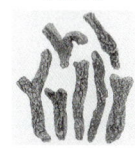

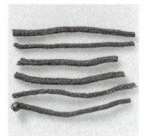

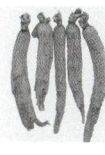

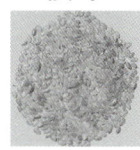

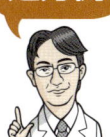

生薬
- 石膏
- 知母
- 甘草
- 人参
- 粳米

処方例
- 暑がり
- 水をよく飲む
- トイレの回数も多い

そんな子どもの夜尿症に

POINT　夜尿症治療の選択肢を増やすのに有効です

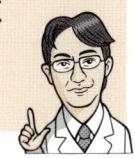

🌱 お泊り行事を嫌がる子ども

　小学校に入って最初の夏休み、校庭でキャンプファイヤーをして、先生と一緒に作ったカレーを食べ、体育館にお泊まりをする行事が近づいてきました。楽しそうですね。ところが、お子さんが「行きたくない」と言い始めました。なぜ？と聞いても理由を話してくれません。少し考えたお母さん、はは〜ん、と思い当ったことがあります。そうか、おねしょが心配なのね。

　そんな出来事がきっかけで来院される親子も稀にいらっしゃいますが、実際に夜尿症で悩んでいても、それを理由に病院を受診するケースはあまり多くありません。そもそも、夜尿症に対する治療法があるということ自体、一般にはあまり知られていないように思われます。しかし、小学生ともなって、夜尿を繰り返すようだと、本人にとっては大変な悩みです。日常診療で話を聞くなかで、このような悩みも拾い上げて対応するのもプライマリケアの大きな役割と考えます。

🌱 漢方なら白虎加人参湯

　夜尿症に使える漢方方剤はいくつかあるのですが、その代表的なものは白虎加人参湯です。喉の渇きやほてりに効能のある方剤で、どちらかというと水をよく飲み、トイレの回数も多いお子さんに適応があります。

もっとも、デスモプレシンが登場してからは、夜尿症に漢方を処方する必要性は高くなくなりました。著者の経験でも、この薬剤で8割程度の夜尿症は解決しますので、漢方を使うことはほとんどありません。しかし、西洋医学では見過ごされがちな、生活の「困り感」にも古くから対応してきたという意味で、やはり漢方にははるかなアドバンテージがあります。治療の選択肢を広げる意味でも、知っておく意味は大きいと思います。

No.16　子供に同行する母親に（婦人科の三大漢方）

㉓ 当帰芍薬散〔とうきしゃくやくさん〕

生薬：芍薬　蒼朮　沢瀉　茯苓　川芎　当帰

㉔ 加味逍遙散〔かみしょうようさん〕

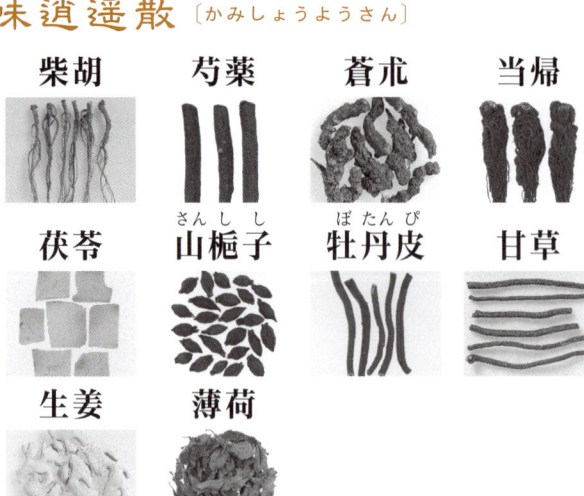

生薬：柴胡　芍薬　蒼朮　当帰　茯苓　山梔子（さんしし）　牡丹皮（ぼたんぴ）　甘草　生姜　薄荷

㉕ 桂枝茯苓丸〔けいしぶくりょうがん〕

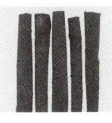

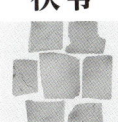

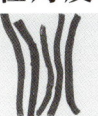

生薬：桂皮　芍薬　桃仁（とうにん）　茯苓　川芎　牡丹皮

処方例
- 女性特有の疲れやすさ
- 生理に伴う体調不良

などを訴える、子どもに同行する母親に

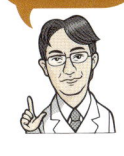

POINT

・やせ型・貧血タイプ
　→ 当帰芍薬散
・やせ型・イライラタイプ
　→ 加味逍遥散
・ぽっちゃり・のぼせタイプ
　→ 桂枝茯苓丸

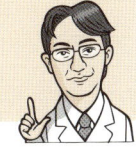

各論
小児科漢方処方 16
16　子供に同行する母親に

同行する母親自身の訴えにも対応できる小児科医になろう

　小児科のクリニックを受診する子ども達は、たいていの場合母親に連れられてやってきます。もちろん、最近は育児に積極的なお父さんも増えたので（いわゆるイクメンパパですね）、お父さんと一緒に来院する子どもも珍しくはなくなりましたが、まだ少数派でしょう。

　そんなお母さんたちから、自らの体調に関する悩みを訴えられることもよくあることです。著者のクリニックでは母親からの相談にも積極的に対応するように心がけています。これまでも折に触れて書いてきたように、わざわざ大病院を受診する気持ちは起きないけれど医師に相談したい愁訴を抱えている人は案外多いものです。そういったちょっとした「困り感」に対応する場面も、プライマリケア医の腕の見せどころではないでしょうか。そして西洋医学では積極的に対応するすべのない症状にも、ちゃんと効果のある薬が用意されているところが漢方の強みでもあります。

婦人科の三大処方

　母親からの訴えには、身体が弱くて子どもの風邪をもらいやすい、冷えが辛い、生理が重い、不順であるなど、さまざまなものがあります。これらのトラブルは、その多くが女性特有のライフサイクルに起因するものですが、これにも漢方

には有効な処方が存在します。それが、漢方の婦人科三大処方と称されるもの。桂枝茯苓丸、当帰芍薬散、それに、加味逍遥散です。

桂枝茯苓丸は、体格がしっかりしたぽっちゃり型、どちらかといえば赤ら顔でのぼせやすく、月経時に体調がすぐれない、月経不順があるタイプの女性に用いられます。いわゆる血のめぐりが悪い（漢方ではこれを瘀血（おけつ）と言います）ケースに処方すると水分の代謝がよくなり、血流がスムーズになります。

当帰芍薬散はやせ型で疲れやすく体力がなく、めまいや貧血がある、そういったタイプの女性に用いられます。

そして加味逍遥散は、イライラして怒りっぽいタイプの女性に用います。どちらかといえばやせ型で肩こりや疲れがとれにくい、精神不安や不眠があるケースです。

漢方を使うようになると見えてくるもの

上記のような体質の見きわめは最初は難しいかもしれませんが、患者さんを多数みるうちに自然と身についてくるものです。前述したように（→ 23 頁）、疾患そのものでなく、その時々の患者の状態（証）をみるのが漢方の考え方です。著者も漢方を学び始めた当初は、道で人とすれ違っても、こ

の人はどんな証にあたるだろうか、とばかり考えたものでした。本書でも、この東洋医学独特の考え方である証についてご紹介しましたが、詳細に踏み込むことはできませんでした。より興味をもたれた方は成書や各種のセミナーなどを通じて道を深めていただきたいと思います。

コラム2 **調剤薬局からのヒント**

飲めなければ始まらない

　プライマリケアで漢方をスムーズに取り入れていくにあたっては、調剤薬局との協働も重要です。折に触れて述べてきたとおり、漢方には独特の味と香りがあり、特に子どもさんにとっては飲みにくい場合があることも事実です。どんなに優れた薬物療法も患者さんが薬を飲んでくれなければ始まりませんから、著者もクリニックの立ち上げ時より、薬剤師さんとも打ち合わせを重ねて工夫を施してきました。

　たとえば麻黄湯は、もっとも頻繁に処方をしている方剤の一つです。大人であればそれほど飲みにくいものではないのですが、当然のことながら、やはり生薬独特の味と香りがあり、それを嫌がる子どもも少なくありません。そこで著者のクリニックでは必要に応じて、あらかじめ薬局でこれとシロップとを混ぜてもらう処方をするようにしています。「麻黄湯シロップ」といったところでしょうか。エキス剤をお湯に溶いて単シロップを混ぜ、シロップ剤用の容器に入れて提供してもらう。たったこれだけのことですから、本当は親御さんにご家庭でひと手間かけてもらえばすむことなのですが、共稼ぎ家庭の増加など、何かと忙しい現代の子育て事情を考えれば、こういったサービス精神も医療者側に要求され

る時代なのかもしれません。

ブームは野菜ジュース？

　黒蜜漢方や、氷漢方など、色々な飲み方の工夫についても本文中でご紹介してきましたが、薬剤師さんによれば、最近評判がいいのが野菜ジュースと混ぜて飲ませることだそうです。野菜ジュースはもともと複雑な味のするもの。それでも案外、子どもたちにも人気があることから思いついたそうですが、なるほど、パセリやトマトなどの香りの中に生薬が紛れ込んでも違和感がなさそうです。

　当然、製薬メーカーもこの辺りにも注目し、漢方薬服用ゼリーなるものも製品化されていますが、彼らによるもっとも基本的な工夫としては、錠剤化があります。しかしこと小児科においては、そもそも小さな子どもには飲み下せないという問題が生じてしまいます。大人の患者さんで漢方が飲みにくいという方がいらした場合には、錠剤がある場合にはそれを処方するのも一方かと思われます。

　しかし考えてみれば、漢方エキス剤自体が、それまでの煎じ薬にかかる手間と飲みにくさを解決する手段として登場したものでした。そのエキス剤が初めて薬価基準に収載されてから約45年を経た今日、さらにまた、いかにしてそれを飲みやすいものにするかに知恵を絞っているというのも、なん

だか不思議な感じがします。

桔梗石膏はガラガラごっくん

『「ノドチク」の風邪』の項（→ 57 頁）でご紹介した桔梗石膏はうがい薬としても使えると述べましたが、実際に薬局でも患者さんの評判は上々だそうです。ガラガラうがいをした後にそのまま飲み込んで服用できるのも面白いところです。著者のクリニックに隣接する調剤薬局では、漢方をよく知る薬剤師さんがその辺りまで含めて丁寧に服薬指導してくれていますので、これもひとつの優れたチーム医療と誇らしく思っているところです。また、桔梗と石膏を含有する「駆風解毒湯エキストローチ」という製品もありますが、こちらも薬局で人気があるそうです。

このほか、当帰・地黄の入浴剤（→ 44 頁）は薬局で作成してもらっているものです。試行錯誤の末、現在は市販の「だしパック」用の袋に入れて提供しています。

重複処方に要注意

西洋薬と漢方薬を併用するにあたっての注意点としては、薬剤同士の成分の重複があげられます。たとえば麻黄剤にはエフェドリンが含まれているので、気管支拡張剤との併用は避けた方がよいでしょう。また、漢方薬同士の重複処方によ

り生薬が重なることもあり得ますが、著者のクリニックでは漢方薬の重複処方はほとんど行っていません。

あとがき

　私が漢方薬を自分で診療に使うようになったのは、地域一次医療に従事するようになってからである。今から8年前に千葉県外房地域で小児科を単独標榜して開業した。子どもとその家族の健康な生活を支援するために、「おうち」とかけ離れない雰囲気のクリニックで、「こわくない」「痛くない」「スタッフがやさしく生活支援の相談に乗る」小児医療を目指してきた。

　その日々の中で、漢方薬、そして日本の伝統医学の潜在的な力に感銘を受け続けてきた。西洋医学の教科書では重要視されていないが、患者さんが悩んでいる疾患・症状は数多くある。そうした患者さんの悩みに対して伝統医学がきわめて有効であることを実感してきた。

　地域一次医療は、的確な診断技術によって二次医療機関へつなぐべき患者さんを見分けることも重要であるが、しかし、それだけではない。地域で患者さんと長く付き合いながら、患者さんの健康増進と生活上の悩みの解消に直接寄与することが求められる。「こわい病気ではないから大丈夫でしょう」「様子を見ましょう」という言葉が、患者さんと家族の悩みに答えることにならない場面があまりにも多いのである。そこで、多くの先生方にご指導を仰ぎながら、漢方薬の処方を始めた。

　振り返れば、日本社会の中でこの10年ほどの間に、漢方薬は驚くべきスピードで市民権を得てきた。一昔前には漢方薬というと、何かしらこだわりの強い医師が「漢方薬だけが絶対である」的な姿勢で処方するというイメージもあったかもしれな

い．しかし，多くの先達各位のご努力により，そういったイメージは，現在，ほぼ払拭された．外来で親御さんの口から有名な漢方薬剤の名前が出ることもある．小児プライマリケアの専門家として益々研鑽を積まなければならないと，気持ちが引き締まる．

　日ごろの自分の診療における経験を多くの皆様に提供し，少しでも日本の医療の発展につながればと考え，本書を執筆した．ご多忙中，お読みくださった皆様，ありがとうございました．
　本書は，中外医学社・五月女謙一氏の勧めにより着手し，五月女氏との共同作業で完成させることができた．細部までご助言いただいた医療法人社団永津会さいとう医院院長・木元博史先生，あきば伝統医学クリニック院長・秋葉哲生先生，公立陶生病院副院長・小児科・漢方外来・山口英明先生，そして日ごろ漢方薬につきご教示いただいている日本小児東洋医学会の皆様，小児プライマリケアの研究を共に続けている日本外来小児科学会の皆様に心より御礼申し上げます．さらに，私のパートナーとして，実際に小児が漢方薬剤を服用する場面で丁寧な説明指導に工夫を積んで下さっている，かしの木薬局・樫崎透氏へこの場を借りて感謝を申し上げます．

2013年3月30日
　　　　　千葉県外房の春の海を眺めながら　**黒木春郎**

黒木 春郎（くろきはるお）
医療法人社団嗣業の会　外房こどもクリニック　理事長

◇経歴
昭和59年千葉大学医学部卒業　　医学博士
千葉大学医学部付属病院小児科医局に所属し，関連病院勤務を経て，
平成10年より千葉大学医学研究院小児病態学教官
平成14年より医療法人永津会齋藤病院小児科勤務
平成17年6月外房こどもクリニック開業
平成21年4月　医療法人社団嗣業の会開設

【現在】
医療法人社団嗣業の会外房こどもクリニック理事長
千葉大学医学部臨床教授
日本外来小児科学会理事・学会誌編集長
日本小児科学会専門医
日本感染症学会専門医・指導医・評議員
医療法人社団鉄蕉会亀田メディカルセンター小児科アレルギー外来担当

【著書，訳書】
『最新感染症ガイド　R-Book 2009』岡部信彦監修　日本小児医事出版社
共著　『インフルエンザ菌　小児耐性菌感染症の治療戦略』砂川慶介　編
　　医薬ジャーナル社　ほか

千葉大学ヒマラヤ登山学術調査隊（沼田真総隊長）に参加
昭和56年（1981年）　ネパールヒマラヤ　バルンツェ峰7,200m 初ルート登頂
昭和60年（1985年）　ブータンヒマラヤ　ナムシラ峰　6,000m 初登頂

小児科漢方 16の処方　ⓒ

発　行	2013年 4 月 20 日	初版 1 刷
	2013年 11 月 10 日	初版 2 刷

著　者　　黒　木　春　郎

発行者　　株式会社　中外医学社
　　　　　代表取締役　青　木　　滋

〒 162-0805　東京都新宿区矢来町 62
電　話　　(03)3268-2701(代)
振替口座　00190-1-98814 番

組版／(株)月・姫
印刷・製本／三和印刷(株)　　＜KS・SH＞
ISBN978-4-498-06904-6　　Printed in Japan

JCOPY　＜(社)出版者著作権管理機構 委託出版物＞

本書の無断複写は著作権法上での例外を除き禁じられています．
複写される場合は，そのつど事前に，(社)出版者著作権管理機構
(電話 03-3513-6969, FAX 03-3513-6979, e-mail: info@jcopy.
or. jp)の許諾を得てください．